Dr. med. Cornelia Ott

AF636265

Die Superkraft der Mikronährstoffe

Dein Do-it-yourself-Programm
für mehr Energie
Gegen Dauermüdigkeit und Erschöpfung

2. Auflage

humboldt

INHALT

VORWORT

Liebe Leserinnen, liebe Leser,

wozu brauche ich eigentlich Mikronährstoffe? Diese Frage höre ich in meiner Sprechstunde häufig. Regelmäßig kommen Menschen mit Beschwerden wie Müdigkeit, Konzentrationsschwierigkeiten, niedergeschlagener Stimmung oder Verdauungsbeschwerden zu mir in die Praxis – diese können vorübergehend sein oder über einen längeren Zeitraum bestehen. Schwerwiegende Probleme schließt die gängige Diagnostik meist aus, trotzdem fühlen sich viele meiner Patientinnen und Patienten unwohl. Oft werden sie dann vertröstet, dass sich das Problem in der Regel von selbst geben wird, wenn sie sich nur ein wenig Ruhe gönnen. Doch an dieser Stelle beginnt für die meisten eine Odyssee nach den tatsächlichen Ursachen und möglichen Lösungen.

„Während es einleuchtend ist, dass eine gesunde Lebensweise bei der Bewältigung von Befindlichkeitsstörungen hilfreich sind, begegnet mir beim Thema Nährstoffversorgung häufig große Verunsicherung."

Während es einleuchtend ist, dass eine gesunde Lebensweise, weniger Stress und ausreichend Schlaf bei der Bewältigung von Befindlichkeitsstörungen hilfreich sind, verspüre ich vor allem beim Thema Nährstoffversorgung häufig große Verunsicherung. Ein Grund dafür könnte die widersprüchliche Berichterstattung in den Medien sein. Beispielsweise wenn man liest, dass bei einer ausgewogenen Ernährung alle Nährstoffe ausreichend zugeführt werden. Selbst innerhalb der Ärzteschaft und anderen Fachkreisen kursieren sehr unterschiedliche Ansichten bezüglich der Frage, ob der Einsatz von Nahrungsergänzungsmitteln überhaupt notwendig ist.

Wie kann das sein? Oder anders gefragt: Was stimmt denn nun? Während sehr viele Menschen Unterstützung durch Mikronährstoffe suchen, weil sie überzeugt sind, dadurch positive Impulse setzen zu können, die ihnen in der üblichen Ernährung fehlen, bleibt häufig dennoch ein Funken Skepsis. Oft stellt sich die Frage negativer Auswirkungen durch mögliche Überdosierungen sowie danach, ob man zusätzliche Mikronährstoffe überhaupt braucht.

„Ich zeige Ihnen erprobte Mikronährstoff-Fahrpläne, mit denen Sie fünf elementare Auslöser von Dauermüdigkeit und Erschöpfung decodieren bzw. die entsprechenden Energie-Player Ihres Körpers unterstützen können."

Genau hier setzt dieser Ratgeber an! Ich zeige Ihnen in meiner Sprechstunde erprobte Mikronährstoff-Fahrpläne, mit denen Sie fünf elementare Auslöser von Dauermüdigkeit und Erschöpfung decodieren bzw. die entsprechenden Energie-Player Ihres Körpers nachhaltig unterstützen können. Im Do-it-yourself (DIY)-Programm für Energiegeladene helfe ich Ihnen, Ihren Körper besser zu verstehen, räume mit gängigen Vorurteilen auf und unterstütze Sie dabei, Ihren individuellen Weg zu mehr Energie und Wohlbefinden erfolgreich zu gehen.

Widersprüche, wenn es um Mikronährstoffe geht, kommen in meinen Augen häufig durch eine mangelnde Begriffsdefinition zustande. Es werden sprichwörtlich Äpfel mit Birnen verglichen.

Im **ersten Teil** stelle ich Ihnen deswegen zunächst die vielfältigen Funktionen von Mikronährstoffen dar und erkläre Ihnen, welche Beschwerden mit einem Mangel zusammenhängen können. Mit Blick auf verschiedene Risikogruppen erkläre ich Ihnen, wie es zu der Abwärtsspirale aus Müdigkeit und Erschöpfung kommt. Hier kommen die fünf Energie-Player ins Spiel: Ihr Darm, der Stoffwechsel, Ihre Stressbalance, die Schilddrüse als Hormonzentrale und die notwendige Entlastung bei chronischen stillen Entzündungen, auch *silent inflammations* genannt.

„Im ersten Teil stelle ich Ihnen die Funktionen von Mikronährstoffen dar und erkläre Ihnen, welche Beschwerden mit einem Mangel zusammenhängen können."

Da ein Nährstoffmangel im hektischen Alltag jedoch zunächst untergeht, möchte ich Ihnen im **zweiten Teil** dabei helfen, die Warnsignale Ihres Körpers besser zu erkennen und zu verstehen. Dazu stelle ich Ihnen Fragebögen, Selbsttests sowie deren Möglichkeiten und Grenzen vor – und erkläre Ihnen, wann es sinnvoll ist, professionelle Hilfe in Anspruch zu nehmen.

„Im zweiten Teil helfe ich Ihnen dabei, die Warnsignale Ihres Körpers besser zu erkennen und zu verstehen."

Da es der natürliche Zustand eines Menschen ist, gesund und energetisch zu sein, stelle ich Ihnen im **dritten Teil** dieses Buches schließlich die magischen fünf Fahrpläne vor, um diesen energiegeladenen Zustand mithilfe von Mikronährstoffen wieder zu erreichen. Vorab sei verraten: Viele Defizite lassen sich leicht beheben oder zumindest reduzieren. Im Anhang habe ich zusätzlich die wichtigsten Mikronährstoffe für jeden Fahrplan im Quick-Start tabellarisch aufgearbeitet, sodass Sie diese jederzeit rasch nachschlagen können.

„Im dritten Teil stelle ich Ihnen fünf magische Fahrpläne vor, um mithilfe von Mikronährstoffen diesen energiegeladenen Zustand wieder zu erreichen.“

Nun wünsche ich Ihnen aber erst einmal viel Spaß und Erfolg beim Decodieren der eigenen Beschwerden und für eine zielgerichtete Umsetzung Ihres neuen Wissens. Let’s do it!

Cornelia Ott

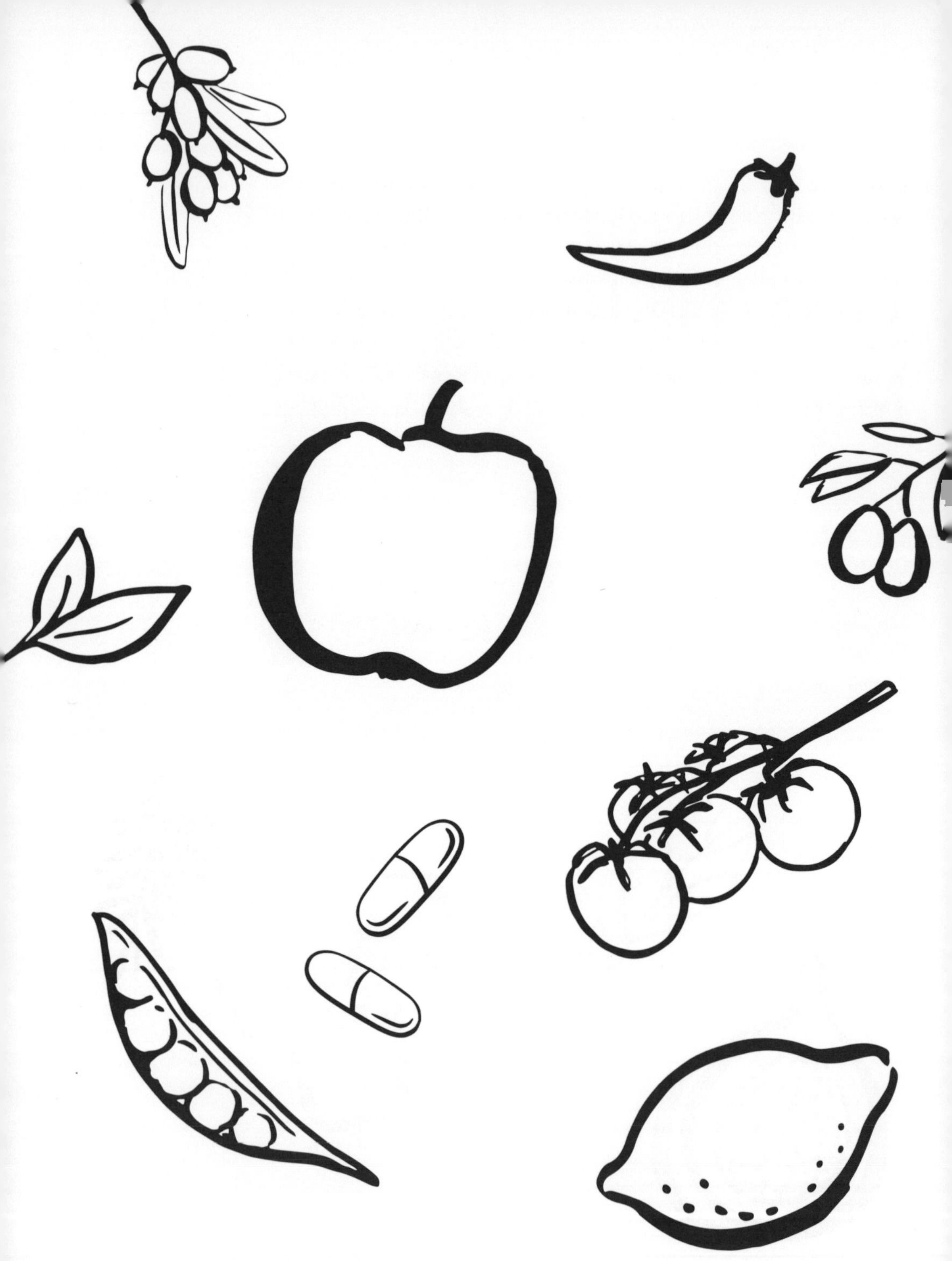

WOZU BRAUCHE ICH EIGENTLICH MIKRONÄHRSTOFFE?

Über die Ernährung führen Sie Ihrem Körper täglich Nährstoffe zu, die für eine normale Entwicklung und Aufrechterhaltung der Gesundheit benötigt werden. Die Welt der Nährstoffe ist breit gefächert. Entdecken Sie auf den nächsten Seiten zunächst, wie entscheidend eine optimale Mikronährstoffversorgung für reibungslose Körperfunktionen ist, wie sich der Bedarf in bestimmten Lebenssituationen deutlich verändern kann und welche Energie-Player wesentlich darüber entscheiden, wie energiegeladen Sie sich fühlen.

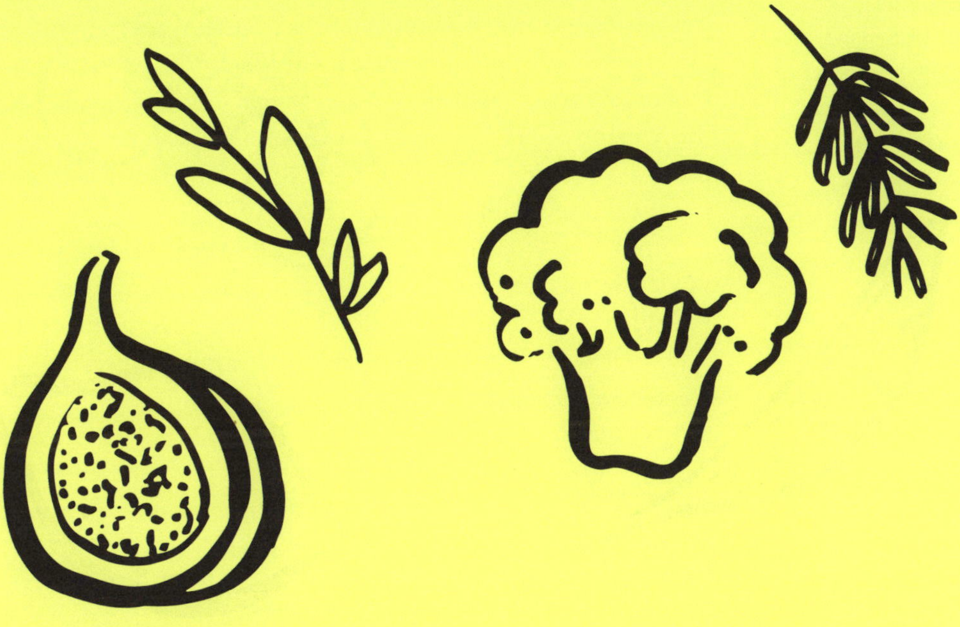

Die vielfältige Welt der Nährstoffe

Ich erinnere mich noch genau an meine erste Vorlesung an der Universität. Meine Erwartung war, hier die Geheimnisse ewiger Gesundheit kennenzulernen. Ich war mir darüber im Klaren, dass man sich zunächst durch viel theoretisches Wissen wie Anatomie, Biochemie und Physiologie arbeiten muss. Und natürlich hingen wir den Professoren an den Lippen, wenn es um Krankheitslehre, Mikrobiologie, Virologie oder Pharmakologie ging. Wir hörten regelmäßig, dass Lebensstilmaßnahmen und eine ausgewogene Ernährung wichtig sind. Nur leider sind genau diese elementaren Themen auf nur wenige Stunden begrenzt. So stand ich dann als frisch gebackene Ärztin recht hilflos am Patientenbett, wenn Fragen aufkamen wie: Was kann ich mithilfe der Ernährung ausrichten? Sind Nährstoffpräparate hilfreich? Und welche Sportart fördert meine Gesundheit?

Es geht bei Gesundheit um einen Zustand, der es uns ermöglicht, unser volles Potenzial auszuschöpfen.

Bereits 1984 hat die Weltgesundheitsorganisation (WHO) bei der Definition von Gesundheit eine ganzheitliche Betrachtungsweise als Ziel gesetzt: „Gesundheit ist der Zustand des vollständigen körperlichen, geistigen und sozialen Wohlbefindens und nicht nur das Freisein von Krankheit und Gebrechen." (Franzkowiak P und Hurrelmann K 2022) Es geht bei Gesundheit also um einen Zustand, der es Ihnen ermöglicht, Ihr volles Potenzial auszuschöpfen und ein aktives, erfülltes Leben zu führen.

Um dies zu erreichen, sollte als Basis immer Ihr Lebensstil verstanden werden. Neben den Säulen Bewegung und Entspannung spielt hierbei die ausgewogene Ernährung eine unverzichtbare Rolle. Das heißt: Mithilfe einer Vielzahl von Nahrungsmitteln aus verschiedenen Lebensmittelgruppen führen Sie Ihrem Organismus täglich viele Nährstoffe zu. Um diesen Prozess besser zu verstehen, können Sie sich Ihren Körper als eine große biochemische Fabrik vorstellen, in der ununterbrochen Stoff X durch unzählige komplizierte Reaktionen zu Stoff Y umgesetzt wird.

Es leuchtet schnell ein, dass hierfür sehr viel Energie benötigt wird. Falls Sie sich einmal die Frage gestellt haben sollten, warum wir eigentlich jeden Tag essen müssen, haben Sie hier die Antwort: Wir wandeln fortlaufend zugeführte Nahrungsenergie in Körperenergie um. Ein weiterer Vergleich zum Verständnis: Während Sie im Supermarkt mit Euros Ihre Einkäufe bezahlen, heißt die Energiewährung des Körpers Adenosintriphosphat oder kurz ATP. Es werden ständig Nährstoffe benötigt, um ausreichend viel dieser Währung für lebenswichtige Funktionen verfügbar zu haben. Energie, um z. B. Denkprozesse, den Atem, Herzschlag oder die Verdauung aufrechtzuerhalten.

Bei den Nährstoffen wird grundsätzlich zwischen Makro- und Mikronährstoffen unterschieden.

Makronährstoffe, die Grundbausteine unserer Nahrung

Während die Makronährstoffe als Energielieferanten und Baustoffe verwendet werden, ermöglichen Mikronährstoffe erst den reibungslosen Ablauf unzähliger biochemischer Prozesse. Zu den Makronährstoffen zählen Proteine, Fette und Kohlenhydrate. Mengenmäßig machen sie also den Großteil der Ernährung aus. Je nach Alter, Geschlecht, Aktivität und gesundheitlichen Zielen sind die empfohlenen Mengen natürlich individuell unterschiedlich groß. Wie viele Kalorien ein Mensch am Tag an Energie verbraucht, hängt unter anderem von seinem Grundumsatz ab. Gemeint ist die Energie, die der Körper benötigt, um die schon erwähnten lebensnotwendigen Funktionen zu regeln. Dabei ist der Grundumsatz vom Geschlecht, dem Alter und der vorhandenen Muskelmasse abhängig.

Zu den Makronährstoffen zählen Proteine, Fette und Kohlenhydrate.

Da mit zunehmendem Alter die Muskelmasse in der Regel im Verhältnis zum Fettgewebe abnimmt, sinkt auch der Grundumsatz. Und da Frauen generell über einen höheren Fettanteil als Männer verfügen, haben sie einen allgemein niedrigeren Grundumsatz. Ein Beispiel: Der Grundumsatz einer Frau, die 60 kg wiegt, beläuft sich auf täglich rund 1.200 Kilokalorien. Demgegenüber benötigt ein 80 kg schwerer Mann rund 1.900 Kilokalorien. Hinzu kommt der zusätzliche Bedarf abhängig von der individuellen körperlichen Aktivität. Bei leichter körperlicher Arbeit, z. B. Büroarbeit, verbraucht die Frau aus unserem Beispiel circa 2.000 Kalorien und der Mann insgesamt circa 2.800 Kalorien täglich. Wird regelmäßig Sport getrieben, steigt der tägliche Kalorienbedarf entsprechend an.

Eiweiße für Aufbau und Reparatur

Wichtige Bausteine für den Körper sind die Proteine bzw. Eiweiße. Sie werden für den Aufbau und die Reparatur von Geweben wie Muskeln, Haut, Knochen und Organen benötigt. Nur im Falle eines Energiemangels werden sie auch zur Energiebereitstellung genutzt. Um Proteine aus dem Darm in die Blutbahn aufnehmen zu können, müssen sie in einzelne Aminosäuren zerlegt werden. Einige dieser Aminosäuren kann der Körper allerdings nicht selbst herstellen, weswegen sie regelmäßig von außen zugeführt werden müssen. Häufig werden sie daher auch als essenzielle Aminosäuren bezeichnet. Dazu gehören: Isoleucin, Leucin, Lysin, Methionin, Phenylalanin, Threonin, Tryptophan und Valin. Für Säuglinge ist Histidin ebenfalls essenziell.

Zu den eiweißreichen Lebensmitteln gehören viele tierische Produkte wie Fleisch, Fisch, Eier oder Milchprodukte. Pflanzliche Proteinquellen stellen Hülsenfrüchte – allen voran die Sojabohne – dar, aber auch Nüsse, Samen und Pilze liefern viel wertvolles Eiweiß.

Energiespeicher Fett

Fette sind demgegenüber eine gute Energiequelle und dienen auch als Energiespeicher für schlechte Zeiten. Sie sind Bestandteil aller Zellmembranen, also dünner Strukturen, die die einzelnen Zellen umschließen und hierüber von der Umgebung abgrenzen. Auch bei der Produktion wichtiger Hormone sind Fette maßgeblich beteiligt. Sie bestehen jeweils aus einem Teil Zuckeralkohol (Glycerin) und drei Teilen Fettsäuren. Je nachdem, welche Fettsäuren in einem Fett verbaut werden, unterscheiden sich die verschiedenen Fette in ihren Eigenschaften. So können Fette bei Zimmertemperatur beispielsweise in flüssiger oder fester Form vorkommen, sie können entzündungsfördernd oder -hemmend sein.

Achtung Transfette: Eine erhöhte Zufuhr wird mit Herzkreislauferkrankungen wie Herzinfarkt oder Schlaganfall in Verbindung gebracht.

Empfehlenswert sind Fette aus Lebensmittelquellen wie Avocados, Nüssen, Samen, Olivenöl, Fisch und Algen. Einige Fette wie gesättigte Fette aus tierischen Produkten und insbesondere industriell hergestellte Transfette (kommen in hoch verarbeiteten Lebensmitteln wie Keksen, Croissants oder Frittiertem wie Pommes vor) sollten nur in geringen Mengen gegessen werden, da sie in Zusammenhang mit gesundheitlichen Problemen gebracht werden.

Treibstoff Kohlenhydrate

Sie sind der Treibstoff für alle Körperzellen. Bevor die unterschiedlich langen Zuckerketten im Darm aufgenommen werden können, werden auch sie in Einzelmoleküle umgewandelt: die bekannte Glukose oder Fruktose (Fruchtzucker). So besteht beispielsweise Haushaltszucker aus je einem Molekül Glukose und einem Molekül Fruktose. Aber auch Ballaststoffe werden zur Gruppe der Kohlenhydrate gezählt. Die pflanzlichen Nahrungsbestandteile sind zwar nicht vollständig verdaubar, spielen aber dennoch eine wichtige Rolle für die allgemeine Gesundheit.

Kohlenhydrate finden sich in Lebensmitteln wie Getreide (z. B. Brot, Nudeln, Reis, Haferflocken), Kartoffeln, stärkereichem Gemüse (Karotten, rote Beete), Hülsenfrüchten (Bohnen, Erbsen) und Obst.

Mikronährstoffe beeinflussen sämtliche Körperfunktionen

Kommen wir zu den Mikronährstoffen und der Welt aus Vitaminen, Mineralstoffen und Spurenelementen. Je nach Definition gehören zu dieser Gruppe auch die einzelnen Aminosäuren, essenzielle Fettsäuren (z. B. Omega-3- und Omega-6-Fettsäuren) sowie die große Vielfalt sekundärer Pflanzenstoffe. Allen gemeinsam ist, dass

Zu den Mikronährstoffen gehören Vitamine, Mineralstoffe und Spurenelemente.

sie im Gegensatz zu den Makronährstoffen keine Energielieferanten sind und auch nur in geringen Mengen zugeführt werden müssen. Weil sie unverzichtbar für sämtliche Stoffwechselprozesse sind, bergen sie jedoch eine Superkraft, die Sie später im Do-it-yourself-Programm noch genauer kennenlernen werden.

Mikronährstoffgruppen

Ich stelle Ihnen zunächst die funktionellen Mikronährstoffgruppen kurz vor; einzelne Stoffe treffen Sie ausführlicher in den fünf Mikronährstoff-Fahrplänen zur Decodierung von Dauermüdigkeit und Energielosigkeit im dritten Teil dieses Buches wieder.

Vitamine

Der Begriff leitet sich von den Wörtern Vita (lat. = das Leben) und Amin (lat. = stickstoffhaltige Verbindung) ab. Wie der Name schon andeutet, sind Vitamine lebensnotwendig für unterschiedliche Stoffwechselprozesse. Weiterhin unterstützen sie das Zellwachstum, wichtige Reparaturvorgänge, die Schlagkraft Ihres Immunsystems, gesunde Haut, Knochen und Gewebe.

Aufteilen lassen sie sich in wasser- und fettlösliche Vitamine. Die wasserlöslichen, wie beispielsweise Vitamin C oder B-Vitamine, werden vom Körper nicht gespeichert und müssen somit regelmäßig über die Ernährung zugeführt werden. Fettlösliche Vitamine (Vitamin A, D, E und K) können hingegen im Organismus gespeichert werden. Grundsätzlich kann der Bedarf individuell und in bestimmten Lebenssituationen stark variieren, Risikogruppen für eine Unterversorgung finden Sie im Kapitel über erste Anzeichen von Mikronährstoffdefiziten (s. Seite 23).

Mineralstoffe und Spurenelemente

Gleiches gilt für die Mineralstoffe und Spurenelemente. Mineralien werden anorganischen Stoffen zugeordnet. Sie spielen eine wichtige Rolle bei der Aufrechterhaltung des Flüssigkeitshaushaltes, der Muskelkontraktion, Knochen- und Zahngesundheit, aber auch für die Nervenfunktionen und weitere Prozesse. Bekannte Vertreter: Calcium, Magnesium, Kalium und Natrium.

Obwohl Spurenelemente nur in winzigen Mengen benötigt werden, müssen auch sie regelmäßig zugeführt werden. Sie unterstützen ebenfalls den Stoffwechsel, das Immunsystem und sorgen für die Aufrechterhaltung der Homöostase. Vielleicht haben Sie diesen Begriff schon einmal gehört. Gemeint sind damit optimale Bedingungen für das Funktionieren all Ihrer Körperzellen. Zu den bekannteren Spurenelementen zählen Selen, Eisen, Zink und Jod. Die Gruppe ist jedoch deutlich größer: Weitere erwähnenswerte Vertreter sind beispielsweise Kupfer, Mangan, Chrom oder Molybdän.

Mikronährstoffdefizite stören die Homöostase – das Gleichgewicht von aufbauenden und abbauenden Prozessen im Körper.

Sekundäre Pflanzenstoffe

Unter dem Sammelbegriff sekundäre Pflanzenstoffe werden sehr unterschiedliche Substanzen zusammengefasst. Bislang sind etwa 100.000 dieser Stoffe bekannt, wobei 5.000 bis 10.000 in unserer Nahrung vorkommen (Watzl B 2008). Eine ungeheure Vielfalt, die dazu beitragen kann, für uns Menschen das Risiko für die Entstehung verschiedener Krankheiten zu senken. Pflanzen dienen sekundäre Pflanzenstoffe als natürlicher Schutz vor Schädlingen, UV-Strahlung, Krankheiten oder auch dazu, Bestäuber anzuziehen. Besonders verbreitet in Zusammenhang mit der menschlichen Gesundheit sind Carotinoide, Flavonoide und Phytoöstrogene (Watzl B 2012).

Wichtig Aufgaben von Mikronährstoffen

Auch wenn die genaue Biochemie den Rahmen dieses Buches sprengen würde, wird bereits jetzt klar, dass ein Zuwenig an Nährstoffen gewaltige Auswirkungen auf Ihr Energieniveau und das individuelle Wohlbefinden haben kann. Auch beim Lesen dieser Zeilen schlägt Ihr Herz, Sie atmen und vielleicht müssen Sie gerade ein kitzelndes Haar auf die Seite schieben. All das benötigt Energie. Ihre biochemische Fabrik läuft also ständig auf Hochtouren.

Im Folgenden gebe ich Ihnen einige wichtige Beispiele für die Rolle von Mikronährstoffen in Ihrem Körper, die diese Tatsache noch bewusster werden lassen.

Wachstum und Entwicklung

Die Zellen des Körpers verbinden sich zu Geweben und bilden gemeinsam Organe. Da geschädigte Zellen abgebaut und fortlaufend neue Zellen gebildet werden müssen, braucht es ausreichend Energie für die Zellteilung. Beispiel: Mikronährstoffe wie die Folsäure (Vitamin B9), Vitamin B6 und B12 sind wichtig für die Bildung und den Abbau von DNA, dem genetischen Material aller Zellen (Julian T 2020, Bohnsack BL 2004).

Förderung des Stoffwechsels

Mithilfe der Mikronährstoffe wird in den Mitochondrien ständig ATP gebildet: Adenosintriphosphat – unsere körpereigene Energiewährung.

Auch für sämtliche Stoffwechselvorgänge (Metabolismus) benötigt Ihr Körper Energie. Fast jede Zelle hat hierfür spezialisierte Strukturen: die Mitochondrien. Diese produzieren wie kleine Kraftwerke rund um die Uhr Energie, die es für die beschriebenen Aufbau-, Umbau- und Abbauprozesse braucht. Damit dies schnell vonstattengehen kann, werden Enzyme als Reaktionsbeschleuniger benötigt. Hilfsstoffe der Enzyme wiederum nennt man Cofaktoren. Und es wird Sie kaum überraschen: Hier kommen die Mikronährstoffe ins Spiel, die u. a. Enzyme und somit unzählige biochemische Reaktionen des Kohlenhydrat-, Protein- oder Fettstoffwechsels unterstützen (Duchen MR 2004).

Sauerstofftransport auch in kleinste Zellen

Beim Sauerstofftransport im Körper spielt Eisen eine besondere Rolle. Als unverzichtbarer Bestandteil des Hämoglobins, dem Blutfarbstoff der roten Blutkörperchen (Erythrozyten), hilft Eisen beim Sauerstofftransport von der Lunge zu den entlegensten Zellen. Dort angekommen gibt das Hämoglobin den Sauerstoff ab, um die Energieproduktion in den Mitochondrien zu unterstützen. Nach getaner Arbeit kehrt das freigesetzte Hämoglobin über den großen und kleinen Blutkreislauf zur Lunge zurück, um erneut als Taxi zu fungieren und Sauerstoff aufzunehmen.

Ein Mangel an Eisen kann zu einer Anämie führen. Das ist ein Zustand, bei dem der Körper nicht genug rote Blutkörperchen produziert oder diese nicht ausreichend mit Eisen beladen sind. Dies kann zu einer verringerten Sauerstoffversorgung der Zellen führen und Symptome wie Müdigkeit, Schlappheit oder Kurzatmigkeit verursachen (Yiannikourides A 2019).

Unterstützung des Immunsystems

Einige Mikronährstoffe, darunter Vitamin C, D und Zink, sind bekannt dafür, das Immunsystem bei der Abwehr von Krankheitserregern zu unterstützen. Sie spielen also eine wichtige Rolle, damit Ihr Körper Antikörper bilden und auch Entzündungsprozesse regulieren kann (Carr AC 2017, Gombart AF 2020, Selvarjaj P 2011, Zittermann A 2016).

Regulierung des Nervensystems

Verschiedene B-Vitamine, insbesondere Vitamin B6, B12 und Folsäure (Vitamin B9), unterstützen die Bildung von Neurotransmittern. Ein komplizierter Begriff, der sich einfach übersetzten lässt: Neurotransmitter sind chemische Botenstoffe, die aufgrund bestimmter Gehirnaktivitäten freigesetzt werden und für die Weitergabe von Informationen von der einen zur nächsten Nervenzelle sorgen. Auf diese Weise können Neurotransmitter auf die Funktion des Nervensystems Einfluss nehmen.

> Faktoren wie Hormonschwankungen, Entzündungsherde oder ein schlecht eingestellter Blutzucker können Neurotransmitter sabotieren.

Sicherlich haben Sie auch schon oft von den sogenannten Glückshormonen gehört, zu denen z. B. Dopamin und Serotonin gehören. Und vielleicht kennen Sie das Gefühl, wenn nach körperlicher Aktivität und Sport Ihre Stimmung steigt? Tatsächlich wird dann neben Endorphinen mehr Dopamin ausgeschüttet, welches eine zentrale Rolle in Bezug auf Belohnung, Motivation und Wohlbefinden spielt. Zusammen mit Serotonin tragen diese Botenstoffe also dazu bei, dass Sie bei guter Laune bleiben und leistungsfähig sind. Interessante Kandidaten auch für Ihren Schlaf-wach-Rhythmus: Serotonin, Dopamin oder Melatonin (Markun S 2021).

Beeinflussung des Hormonhaushalts

Ich gehe davon aus, dass sich die meisten Frauen und Männer der Macht von Hormonen (griech. = Antreiber) bewusst sind. Das Hormonsystem ist ein Netzwerk von Drüsen, das die körperliche Hormonausschüttung steuert und reguliert. Auch bei Hormonen handelt es sich um chemische Botenstoffe, die von großer Bedeutung für den Ablauf unterschiedlicher Körperfunktionen sind. Ob der Stoffwechsel, Wachstum, Entwicklung und Fortpflanzung oder Schlaf und Stimmung.

Das Hormonsystem ist komplex, die Hormonausschüttung ein regulierendes Zusammenspiel vielzähliger Faktoren, zu denen auch eine ausreichende Versorgung mit Mikronährstoffen gehört. Zu den wichtigsten Vertretern im Hormonhaushalt gehören das Stresshormon Cortisol, das blutzuckersenkende Insulin, die Schilddrüsenhormone, Wachstumshormone und Sexualhormone.

Schutz vor oxidativem Stress

Und wieder ein Begriff, der schon zum alltäglichen Sprachgebrauch gehört, den aber viele nicht richtig einordnen können. Da man sich unter oxidativem Stress in der Regel auch recht wenig vorstellen kann, erkläre ich den Prozess anhand eines Apfels: Schneiden Sie ihn auf, verfärbt er sich an der Schnittstelle innerhalb kurzer Zeit braun, da durch das Aufschneiden die Struktur des Apfels verletzt wurde. Hierdurch kommen plötzlich Inhaltsstoffe der Apfelzellen miteinander in Kontakt, die zuvor getrennt waren. Enzyme treffen dabei auf den Luftsauerstoff und sekundäre Pflanzenstoffe im Apfel. Die durch das Aufschneiden ausgelöste chemische Reaktion nennt man Oxidation.

Wenn Sie die Braunfärbung des Fruchtfleisches hinauszögern wollen, können Sie den Apfel mit Zitronensaft beträufeln. Zitronensäure enthält viel Vitamin C, was wiederum eine oxidationshemmende Wirkung hat. Indem nun also das Vitamin C selbst oxidiert, bleibt das Apfelfruchtfleisch zunächst verschont und wird nicht so schnell dunkel.

Genau dasselbe passiert mit Ihren Körperzellen. So stellt die Mikronährstoffgruppe der Antioxidantien, zu der besagtes Vitamin C oder auch Vitamin E gehören, ein Schutzsystem gegen unerwünschte chemische Reaktionen reaktionsfreudiger Substanzen dar. Und dazu zählen die sogenannten radikalen Sauerstoffspezies (ROS), die wir vereinfacht Radikale nennen oder eben in Summe den oxidativen Stress. Radikale können durch viele äußere Einflüsse vermehrt entstehen (z. B. UV-Strahlung, Tabakkonsum, Umweltgifte, Schlafmangel), werden aber bis zu einem gewissen Grad auch von den Körperzellen selbst hergestellt. In geringen Mengen können Sie sogar nützliche Eigenschaften haben. So nutzen Immunzellen Radikale etwa bei der Abwehr von Krankheitserregern.

Steigt der oxidative Stress über ein Normalmaß hinaus, können Antioxidantien sehr wichtig für den Zellschutz werden.

Man kann es auch so auf den Punkt bringen: Die Menge macht den Unterschied. Unkontrolliert und im Übermaß im Organismus vorhanden, schädigen Radikale zunehmend Ihre Zellmembranen, Eiweißstrukturen und Gewebe und sogar das Erbgut über DNA-Schäden. Damit beginnt ein Teufelskreis, denn hoher oxidativer Stress kann zu Entzündungen, Zellschädigung und letztlich einer beschleunigten Alterung beitragen. Auch mit verschiedenen Krankheiten des Herzkreislaufsystems, Demenz, Diabetes und anderen chronischen Erkrankungen wird oxidativer Stress in Zusammenhang gebracht. Das bedeutet im Umkehrschluss: Sie sollten sich ausreichend mit Antioxidantien versorgen (Kázmierczak-Baránska J 2020), vor allem mit Blick auf Ihren Darm. Wie's funktioniert, dazu kommen wir im erprobten Mikronährstoff-Fahrplan für eine gesunde Verdauung ab Seite 120 sowie ab Seite 183.

Erste Anzeichen eines Mangels an Mikronährstoffen

Damit in Ihrer biochemischen Fabrik alle Zahnrädchen ineinandergreifen können, braucht es die gesamte Palette der Makro- und Mikronährstoffe. Kommt es zu Versorgungsengpässen in einem Bereich, stoppt die gesamte Produktion. Bei den Aufbau-, Umbau- und Abbauprozessen in Ihrem Körper häufen sich so unfertige Vorstufen an. Zum Glück kann der Organismus solche Zustände über einen gewissen Zeitraum ausgleichen, sodass Sie sich trotzdem gut fühlen. Bleibt dieser Stopp jedoch länger bestehen, machen sich mit der Zeit Befindlichkeitsstörungen bemerkbar. Bestehen sie dauerhaft, können Mikronährstoffdefizite sogar in Krankheiten münden. Da sich hinter solchen Beschwerden auch ernst zu nehmende Erkrankungen verbergen können, ist bei fehlender Besserung nach drei Monaten eine ärztliche Vorstellung ratsam. Bei Bedarf kann so eine weiterführende diagnostische Abklärung in die Wege geleitet werden.

Mögliche Warnsignale, wenn Mikronährstoffe fehlen

- Müdigkeit und Konzentrationsstörungen selbst nach ausreichendem Schlaf
- Muskelschmerzen und Schwäche
- Stimmungsschwankungen, Reizbarkeit und Angstzustände
- Hautprobleme wie Ausschläge, Schuppenbildung, trockene Haut, brüchige Nägel und Haarausfall
- Verdauungsprobleme wie Durchfall, Verstopfung oder Bauchkrämpfe
- Erhöhte Infektanfälligkeit
- Gewichtsschwankungen (über die Appetit- und Stoffwechselregulation oder hormonelle Ursachen)

Risikogruppen für eine Unterversorgung

Die Deutsche Gesellschaft für Ernährung e. V. (DGE) vertritt als unabhängige wissenschaftliche Fachgesellschaft, die sich für die Förderung einer vollwertigen Ernährung und deren Qualität einsetzt, die Position, dass gesunde Erwachsene in den meisten Fällen ihren Nährstoffbedarf durch eine vollwertige Ernährung decken können. Hierunter wird der regelmäßige Verzehr einer Vielzahl von Lebensmitteln aus verschiedenen Lebensmittelgruppen verstanden. Dazu gehören Gemüse, Obst, Vollkornprodukte, mageres Fleisch, Milchprodukte oder pflanzliche Eiweißalternativen sowie gesunde Fette. Gleichzeitig räumt die DGE ein, dass es für einzelne Risikogruppen innerhalb der Bevölkerung kritische Nährstoffe gibt (DGE Presseinformation 2012).

Bestimmte Bevölkerungsgruppen können ein erhöhtes Risiko für Mikronährstoffdefizite aufweisen.

Da Nährstoffdefizite – je länger sie andauern – zu unterschiedlichen gesundheitlichen Problemen führen können, ist ein erster wichtiger Schritt zu erkennen, ob man zu einer Risikogruppe gehört, und möglicherweise von vornherein einen erhöhten Nährstoffbedarf hat. Eine gezielte Ernährungsberatung, inklusive Empfehlung für notwendige Nahrungsergänzungsmittel, kann dann mögliche langfristige Gesundheitsfolgen vermeiden helfen oder zumindest minimieren (Gröber U 2014).

In der Wachstumsphase: Kinder und Jugendliche

Das Wachstum, die körperliche und geistige Entwicklung von Kindern und Jugendlichen erfordern ausreichende Nährstoffmengen, vor allem Proteine, Omega-3-Fettsäuren, Calcium, Eisen, Jod, Vitamin D und B-Vitamine. Leider bestehen gerade in der Altersgruppe bis 18 Jahre eher ungünstige Ernährungsgewohnheiten. Gerade das Gehirn braucht z. B. neben einem ausgeglichenen Blutzuckerspiegel essenzielle Fettsäuren und Phospholipide, denn: Berücksichtigt man den Wassergehalt des Gehirns, besteht es zu ungefähr 60 Prozent aus Fett, wobei ein Großteil in Form von Phospholipiden vorliegt.

Tipp: Da ein Mikronährstoffmangel zu Wachstumsverzögerungen, körperlichen und geistigen Entwicklungsproblemen sowie einem geschwächten Immunsystem führen kann, empfehle ich Ihnen, mögliche Defizite von Ihrem Arzt oder Ihrer Ärztin abklären zu lassen.

Besonderer Bedarf: Schwangere und Stillende

Während der Schwangerschaft und Stillzeit haben Frauen einen erhöhten Bedarf an verschiedenen Nährstoffen. Ein Mangel kann demnach sowohl für die Mutter als auch für das heranwachsende Baby gesundheitliche Risiken mit sich bringen. In Deutschland wird daher Frauen bereits bei Kinderwunsch neben einer ausgewogenen Ernährung insbesondere die tägliche Ergänzung von Folsäure und Jod (individuelle Beratung bei Schilddrüsenerkrankungen) empfohlen. Zusätzlich sollten nachgewiesene Mangelzustände mit Eisen ausgeglichen werden. Bei unregelmäßigem Verzehr von fettreichem Meeresfisch wird eine Ergänzung mit der Omega-3-Fettsäure Docosahexaensäure (DHA) empfohlen.

Wenn sich die Frauen bei Sonnenschein nicht oder kaum im Freien aufhalten bzw. ihre Haut nicht unbedeckt der Sonne aussetzen oder aussetzen wollen, brauchen sie weiterhin eine Nahrungsergänzung mit Vitamin D. Verfolgt die Schwangere oder Stillende eine besondere Ernährungsweise, wie sie etwa bei einer vegetarischen und veganen Ernährung vorliegt, sollte zudem an die Zufuhr von Vitamin B12, Zink und Calcium gedacht werden.

Tipp: Mit der betreuenden Ärztin oder dem betreuenden Arzt sollte auch ermittelt werden, ob die individuelle Proteinzufuhr ausreichend ist (DGE Einheitliche Handlungsempfehlung 12/2018).

Veränderter Stoffwechsel: Ältere Menschen

Im Alter sinkt aufgrund hormoneller und Stoffwechselveränderungen der tägliche Energiebedarf. Dazu kommt häufig verminderte Alltagsbewegung, Sport und körperliche Aktivitäten werden oft weniger intensiv verfolgt. Vielleicht überrascht es Sie, dass die empfohlenen Mengen an Vitaminen, Mineralstoffen und Spurenelementen – also für die Superkraft der Mikronährstoffe – dennoch weitestgehend gleich bleiben oder sogar steigen. So gehören zu den typischen Risikonährstoffen älterer Menschen ab 65 Jahren und Hochbetagter ab 85 Jahren die B-Vitamine, Vitamin C, Eisen, Calcium, Magnesium und Vitamin D. Einfluss hat hier u. a. die Tatsache, dass bereits ab etwa 65 Jahren die Fähigkeit der Haut, Vitamin D über die Sonneneinstrahlung selbst zu bilden, deutlich nachlässt. Ohnehin ist die UV-B-Strahlungsintensität während der Wintermonate von Oktober bis März für die körpereigene Vitamin-D-Synthese unzureichend. Dies betrifft generell Menschen, die sich wenig im Freien aufhalten und Sonnenschutzmittel benutzen.

Tipp: Auch ein im Alter verändertes Empfinden von Durst, Geruch und Geschmack kann sich auf den Appetit und die Mikronährstoffversorgung ungünstig auswirken.

Vorerkrankungen und Wechselwirkungen durch Medikamente

Bestimmte Erkrankungen des Magendarmsystems, wie z. B. eine Zöliakie (Autoimmunerkrankung), Morbus Crohn (chronisch entzündliche Darmerkrankung) oder der Zustand nach bestimmten Magendarmoperationen, können die Mikronährstoffaufnahme aus der Nahrung oder den Mikronährstofftransport im Körper beeinträchtigen. Darüber hinaus kann es bei Einnahme mehrerer Medikamente (Polypharmazie) zu Wechselwirkungen und hierüber wiederum auch zu einem geänderten Bedarf an Mikronährstoffen kommen. Die Zielgruppe der älteren Menschen stellt hier eine besonders große Herausforderung dar, da mit zunehmendem Alter häufig mehrere Vorerkrankungen gleichzeitig vorliegen, für die verschiedene Medikamente benötigt werden. Zu unerwünschten Arzneimittelwirkungen (UAW) kommt es beispielsweise oft bei gleichzeitiger medikamentöser Versorgung von Herzkreislauf-

> Auch verschiedene Medikamente können einen Mangel an Mikronährstoffen verursachen, indem sie deren Aufnahme, Stoffwechsel oder Ausscheidung beeinflussen.

leiden, Diabetes, psychischen Erkrankungen, Sodbrennen oder chronischen Schmerzzuständen (Gröber U 2014).

Tipp: Informieren Sie Ihre Ärztin oder Ihren Arzt regelmäßig über alle Arzneimittel, die Sie einnehmen, auch über die Einnahme von Nahrungsergänzungsmitteln.

Spezielle Ernährungsform: Veganer

Auch Menschen, die sich rein pflanzlich ernähren, haben ein erhöhtes Risiko für bestimmte Mikronährstoffdefizite. Da das für die Zellteilung und Blutbildung sowie für Nervenfunktionen wichtige Vitamin B12 fast ausschließlich in tierischen Lebensmitteln vorkommt, sollten Veganer mit B12 angereicherte Lebensmittel oder Nahrungsergänzungsmittel verwenden. Es ist ebenfalls zu beachten, dass pflanzliche Quellen für Eisen und Zink – wie sie in Hülsenfrüchten, Vollkorngetreiden, Nüssen und Samen vorkommen – vom Körper nicht so leicht aufgenommen werden wie tierische. Da in einer veganen Ernährung auch Milchprodukte fehlen, sollten mit Calcium angereicherte pflanzliche Ersatzprodukte, außerdem Tofu, grünes Blattgemüse und Nüsse gegessen werden. Weiterhin ist es sinnvoll, die tägliche Proteinzufuhr zu prüfen.

Da Veganer und Veganerinnen auch Meeresbewohner nicht in ihre Ernährung einbinden, sollte die Jodzufuhr über jodiertes Speisesalz oder jodiertes Meeresgemüse (z. B. Nori Algen) erfolgen. Bestimmte langkettige Omega-3-Fettsäuren finden sich zwar auch in Rapsöl, Walnüssen, Avocados, Leinsamen, Chiasamen oder Hanfsamen, die wichtigen gesundheitsfördernden Vertreter Eicosapentaensäure (EPA) und Docosahexaensäure (DHA) kommen jedoch hauptsächlich in Meeresfisch oder Algen vor.

Tipp: Bei speziellen Ernährungsformen ist es grundsätzlich ratsam, durch eine Blutentnahme sicherzustellen, ob genügend Nährstoffe im Körper vorhanden sind (Sobiecki 2016). Bei Bedarf sollten EPA und DHA über ein Nahrungsergänzungsmittel zugeführt werden.

Einseitige Ernährung: Berufstätige

Was esse ich heute bloß? Die Frage, wie man eine vollwertige Ernährung in den Alltag einbaut, stellen sich viele, die mitten im Berufsleben stehen. Häufig wird schnell etwas zwischendurch gegessen oder Mahlzeiten werden ganz ausgelassen. Beispiel: Menschen im Außendienst treten regelmäßig lange Fahrten mit dem Auto oder anderen Verkehrsmitteln an. Hier gilt es zusätzlich, der Müdigkeit vorzubeugen und die Konzentration hochzuhalten. Doch statt Gemüse, Obst, Vollkornprodukte, gesunde Fette und ausreichend Protein warten in Raststätten und Schnellrestaurants eher Fast Food und Co., die Mikronährstoffversorgung kommt eindeutig zu kurz. Auch können Rauchen und Alkohol zum zusätzlichen Mikronährstoffräuber werden.

> Versuchen Sie, täglich Gemüse und Rohkost zu Ihren Speisen hinzuzufügen. Diese lassen sich zu Hause gut vorbereiten und können die Qualität der Mahlzeiten deutlich steigern.

Das ist noch nicht alles: Stress hat langfristig verschiedene Auswirkungen auf den Körper. So kann es zu einer erhöhten Freisetzung von Stresshormonen wie Cortisol kommen. Dies wiederum kann den Stoffwechsel beeinflussen und den Bedarf an bestimmten Nährstoffen erhöhen. Hier kommen wieder einmal die B-Vitamine ins Spiel, die im Energiestoffwechsel und bei der Unterstützung des Nervensystems unabdingbar sind.

Tipp: Beschwerden wie Muskelverspannungen und Schlafstörungen können in stressigen Phasen auf eine Unterversorgung mit Magnesium hinweisen (DGE Ernährungstipps für Autofahrer 07/2013).

Hohe Belastungen: Ambitionierte Sportler

Sportlerinnen und Sportler verlieren nicht nur über den Schweiß Mikronährstoffe, sie haben durch die im Training angestoßenen Anpassungsprozesse einen erhöhten Bedarf. Abhängig von der jeweiligen Sportart durchlaufen Aktive auch regelmäßig Phasen des gezielten Gewichtsverlusts, um etwa das optimale Wettkampfgewicht zu erreichen. Für den Organismus ist das eine Tortur und kann mit einer Unterversorgung relevanter Mikronährstoffe einhergehen. Gerade für Sportler ist deswegen eine ausreichende Proteinzufuhr von Bedeutung, ein lebensnotwendiges Eiweiß ist beispielsweise das Coenzym Q10. Insbesondere die Herz- und Skelettmuskulatur hat bei intensivem Sport einen zusätzlich erhöhten Bedarf an diesem Mikronährstoff.

Nur die Zugehörigkeit zu einer Risikogruppe bedeutet nicht automatisch, einen Mikronährstoffmangel zu haben.

Da es beim Sporttreiben auch zur Bildung großer Mengen freier Radikale kommt, die den oxidativen Stress erhöhen (s. Seite 20), sollten nicht zuletzt ausreichend Antioxidantien wie Vitamin C, E, Selen und Taurin zugeführt werden. Taurin ist eine organische Säure, die in der Leber selbst hergestellt werden kann und in Geweben mit hoher Mitochondriendichte vorkommt (z. B. Gehirn, Netzhaut, Herzmuskel). Sie hat antioxidative Eigenschaften und ist an zahlreichen Körperfunktionen beteiligt.

Tipp: Wer als Leistungssportler einem Dopingkontrollsystem unterliegt, sollte sicherstellen, dass eingenommene Nahrungsergänzungsmittel nicht nach der World Anti Doping Agency (WADA)-Liste verboten sind. In Deutschland kann die Kölner Liste (koelnerliste.com) zur vereinfachten Produktauswahl und Qualitätssicherung beitragen, da dort gelistete Produkte auf die Anwesenheit dopingrelevanter Substanzen untersucht werden (Ziegenhagen R 2020).

Müde, erschöpft: Was Ihr Körper Ihnen sagen möchte

Nach den ersten theoretischen Grundlagen nähern wir uns nun der Superkraft der Mikronährstoffe. Sie werden nach dem Lesen der nächsten Abschnitte und den Einblicken in die fünf Energie-Player Ihres Körpers und jene Faktoren, die unmittelbar mit Energielosigkeit und Dauermüdigkeit zusammenhängen, besser verstehen, warum das Do-it-yourself-Programm genau an diesen Playern ansetzt.

Erschöpfung, ein schwer zu fassendes Krankheitsbild

Lassen Sie mich zunächst noch eine Frage aufwerfen: Wir werden immer älter, aber sind wir auch gesünder? Trotz der Fortschritte auf dem Gebiet der modernen Medizin nehmen die viel zitierten Zivilisationserkrankungen wie Herzkreislaufleiden, Krebserkrankungen, Diabetes und Demenz weiterhin zu (Porst M, 2022). Die Erschöpfung hat sich in den vergangenen Jahrzehnten zusätzlich zum Massenphänomen entwickelt, das sich quer durch alle Generationen wiederfindet.

Da es mir sehr wichtig ist, möchte ich Sie nochmals erinnern, dass sich hinter dem Symptom Müdigkeit auch ernst zu nehmende Erkrankungen verbergen können. Ich rate Ihnen dringend, einen Arzt oder eine Ärztin aufzusuchen, wenn Sie ständig müde sind.

Bleiben jedoch auch notwendige Routineuntersuchungen ohne auffälliges Ergebnis, sitzen sich Fachleute und Patienten schnell ratlos gegenüber. Vielleicht ist Ihnen genau das passiert: Man hat Sie als „gesund“ aus der Sprechstunde entlassen. Von vielen Menschen weiß ich nur zu gut, wie oft man in so einer Situation mit den Worten entlassen wird, dass man nichts daran ändern könne. Danach beginnt die Odyssee von einem Experten zum nächsten. Was genau ist nur los, wenn einem schulmedizinisch „nichts fehlt“? Wenn sogar ein guter Lebensstil gepflegt wird? Wenn trotzdem eine verminderte Leistungsfähigkeit beklagt wird und das Wohlbefinden alles andere als einwandfrei bezeichnet werden kann?

> Nicht krank sein, sich aber auch nicht gesund fühlen: Um diesem Phänomen besser zu begegnen, sollte modernes medizinisches Wissen mit gesundheitlicher Selbstverantwortung kombiniert werden.

Meiner Meinung nach müssen wir genauer hinsehen und nicht nur Krankheiten ausschließen. Natürlich kostet das in der Regel Zeit und eine kritische Art und Weise, mit den Informationen der Untersuchungen, aber auch aus dem Anamnesegespräch mit den Betroffenen umzugehen. Es reichen eben nicht die 15 Minuten, die in einer Hausarztpraxis üblicherweise zur Verfügung stehen, um ausreichend Informationen etwa über das Schlafverhalten, aktuelle und zurückliegende emotionale und körperliche Belastungen, über das Bewegungsverhalten und die Ernährungsweise zu sammeln. All diese Daten geben mir jedoch zusammen mit den Beschwerden bereits wichtige Hinweise, wie es in diesem Fall mit der Mikronährstoffversorgung und dem Hormonstatus aussieht.

Wie Sie bereits wissen, ist es für die biochemische Fabrik Ihres Körpers entscheidend, *alle* benötigten Nährstoffe regelmäßig zu erhalten. Erst dann laufen die vielschichtigen Prozesse reibungslos ab, und es steht uns genügend Energie für Aktivitäten und einen erholsamen Schlaf zur Verfügung. Wird dann dieser volle Mikronährstofftank mit einem guten Lebensstil kombiniert, kann die Lebensqualität – übrigens auch bei bereits Kranken – deutlich steigen.

Dass Ruhephasen wichtig sind, um eine optimale Gesundheit und Leistungsfähigkeit aufrechtzuerhalten, ist vielen von uns bewusst. Was aber, wenn wir uns trotz Pausen, Ruheinseln im Alltag und Urlaub nicht mehr erholt fühlen? Natürlich hat jeder mal einen schlechten Tag. Ja, wie Sie gehe auch ich mal feiern, es wird dann eben später – und ich bin am nächsten Tag müde. All das meine ich aber nicht.

Damit Sie besser verstehen können, was Ihr Körper Ihnen mitteilen möchte, lade ich Sie jetzt auf eine Reise in den menschlichen Körper ein und zu fünf entscheidenden Playern, die über Ihren Energielevel, Ihre Vitalität, Fitness und Gesundheit wesentlich mitentscheiden. Erst die tiefen Einblicke in deren Funktionsweise helfen dabei, die Bedeutung von Symptomen wie Dauermüdigkeit und scheinbar unerklärlichen Veränderungen zu decodieren und wieder handlungs- und leistungsfähig zu werden. Diese fünf Player sind vor allem deswegen so spannend, weil Sie sie mit in meiner Sprechstunde erprobten Fahrplänen gezielt unterstützen können. Alle fünf Mikronährstoff-Fahrpläne habe ich im dritten Teil dieses Buches im DIY-Programm für Energiegeladene für Sie zusammengefasst.

Energie-Player Darm: Das Chaos im Verdauungssystem

„Nach dem Essen sollst du ruhen oder 1.000 Schritte tun.“ Der Volksmund spiegelt in diesem Sprichwort wider, dass Verdauen eine erhebliche Menge an Energie und Ressourcen des Körpers verbraucht. Liegen Störungen bei der Nahrungsaufspaltung oder -aufnahme vor, kommen noch lästige Beschwerden wie Blähungen, Durchfall oder Verstopfung und anderes mehr hinzu. Beispielsweise können vorhandene Entzündungen im Verdauungstrakt, wie sie bei bestimmten Erkrankungen auftreten – darunter Reizdarmsyndrom, entzündliche Darmerkrankungen oder Zöliakie –, zu einer gestörten Nährstoffaufnahme führen. Mit anderen Worten: Sie essen zwar, aber im Körper kommt nicht das an, was er braucht.

Für eine gute Verdauung ist Ruhe eine wesentliche Voraussetzung.

Die genannten Prozesse sind in erster Linie von einem gut funktionierenden Darmmikrobiom abhängig. Hinter dem Begriff Mikrobiom verbergen sich um die 100 Billionen Mikroorganismen mit einem Gesamtgewicht von bis zu zwei Kilogramm.

Ja, Sie haben richtig gelesen: Sie tragen rund zwei Kilogramm lebender Mikroorganismen im Darm mit sich herum. Diese kommunizieren miteinander sowie mit Ihrem Körper und bewohnen überwiegend den letzten Abschnitt des Verdauungstraktes, den Dickdarm. Ihre Darmbewohner tragen dazu bei, Nahrung zu verdauen, Nährstoffe aufzunehmen und das Immunsystem zu regulieren. Selbst Ihre Stimmung, und damit auch Ihr Verhalten, kann über das Mikrobiom beeinflusst werden, denn es produziert Botenstoffe und Hormone, die über die sogenannte Darm-Hirn-Achse mit dem Gehirn interagieren. Interessanterweise werden dabei sage und schreibe 80 Prozent der Informationen vom Darm ins Gehirn gesendet, nur 20 Prozent vom Gehirn Richtung Darm (Clark A 2016, Margolis KG 2021, Agirman G 2021). Sie merken: Der Zustand und die Mikronährstoffversorgung Ihres Darms ist alles andere als eine Nebensache.

Verdauung beginnt im Kopf

Auch wenn die genaue Beziehung zwischen dem Mikrobiom und Müdigkeit komplex und noch nicht vollständig wissenschaftlich verstanden ist, ist die gesunde Darmflora offensichtlich wichtig für die Aufrechterhaltung eines optimalen Energiehaushalts. Hierzu muss allerdings auch die Verdauung funktionieren. Die meisten werden nun an den Mund denken, wo die Nahrung durch gründliches Kauen zerkleinert und mit Speichel vermischt wird. Der Speichel enthält Enzyme, die bereits bei der Verdauung von Kohlenhydraten helfen. Genau genommen beginnt Ihre Verdauung jedoch schon in Ihrem Kopf. Stellen Sie sich doch einmal kurz eine saftige, aufgeschnittene Zitrone vor, in die Sie reinbeißen wollen. In der Regel reicht diese Vorstellung aus, damit Ihnen das Wasser im Mund zusammenläuft oder Sie vielleicht sogar das Gesicht verziehen.

In stressigen Situationen dagegen, wie beispielsweise vor einer Prüfung, könnten wir zwar an einer Pizzeria vorbeigehen, würden dort aber ohnehin trotz des verführerischen Duftes keinen Bissen herunterbringen. Dies liegt an den ausgeschütteten Katecholaminen in Form von Adrenalin und Noradrenalin, also an den Stresshormonen, die den Appetit unterdrücken. Auf den Faktor Stress werde ich später noch genauer eingehen, an dieser Stelle ist mir zunächst wichtig, dass Sie verstehen, warum Ruhe für eine gute Verdauung Voraussetzung ist. Nur in einem entspannten Zustand, den wir in der Medizin parasympathischen Zustand nennen, kann unser Vagusnerv für eine gute Verdauung sorgen.

Sind wir dagegen emotional angespannt, übernimmt das sympathische Nervensystem, das uns bei Stress blitzschnell in einen Kampf-oder-Flucht-Modus versetzt, die Führung. Das bedeutet eine Umverteilung des Blutes zu Ungunsten der Verdauungsorgane. Führen wir in einem stressigen Zustand Nahrung zu, kann dies wörtlich übel aufstoßen, weil wir nicht bereit sind, zu verdauen. Nur halb verdauter Nahrungsbrei trifft dann im Dünndarm und weiter unten im Dickdarm auf unzählige Mikroorganismen, die sich über solch ein großes Nährstoffangebot natürlich freuen.

Das Milieu ist alles

Leider verwandeln wir uns in einer solchen Situation in eine lebende Biogasanlage und wissen plötzlich nicht mehr, wohin mit den entstandenen Winden. Mischen sich unter die Partygesellschaft Ihrer Darmbewohner noch unerwünschte Gäste wie bestimmte Bakteriensorten, Pilze oder Parasiten, kippt die Stimmung. Aus dem rauschenden Fest wird ein ungemütlicher Ort mit jeder Menge giftiger Substanzen in Ihrem Darm. Beispiele sind von gramnegativen Bakterien produzierte Lipopolysaccharide (LPS), die uns über Entzündungsreaktionen im Körper ganz benebelt fühlen lassen können. Auch Ammoniak, der ein Abfallprodukt des Stickstoffstoffwechsels ist, kann in hohen Dosen die Entgiftungsorgane Leber und Nieren sowie Ihr Nervensystem belasten. Auch die Stoffwechselprodukte einiger Bakterienstämme können zu Entzündungen führen. Ein bekannter Vertreter aus der Gruppe der Amine ist das Histamin (Kelly CJ 2012, Scott KP 2012).

Als Ergebnis der gestörten Verdauung grummelt es ordentlich in Ihrer Bauchregion. Blähbauch, Verstopfung, Durchfall oder sichtbare Nahrungsreste im Stuhl teilen Ihnen mit, dass etwas nicht stimmt. Bereits im 19. Jahrhundert wurde das Sprichwort zweier bekannter Wissenschaftler geprägt: „Die Mikrobe ist nichts, das Milieu ist alles!“ Zu dieser Zeit wurde die medizinische Mikrobiologie gegründet, also die Erforschung von Infektionserkrankungen. Während Louis Pasteur bei deren Entstehung auf Erreger setzte, hielt Antoine Béchamp den Wirt für die Hauptursache. Ist demnach das Milieu an den menschlichen Grenzflächen zur Außenwelt gestört, zu denen der obere Atemtrakt, der Verdauungstrakt und der Urogenitaltrakt gehören, können sich schädliche Erreger ausbreiten und zu gesundheitlichen Problemen führen. Das Phänomen der Dauermüdigkeit ist eines davon.

Wenn das Milieu gestört ist, können sich schädliche Erreger ausbreiten und zu gesundheitlichen Problemen führen.

Wird also das Milieu im Verdauungstrakt verändert, passen sich auch Ihre Darmmitbewohner an. Eine Dysbiose ist die Folge, bei der das natürliche Gleichgewicht der Mikroorganismen im Darm gestört ist und bestimmte Arten übermäßig wachsen bzw. andere zurückgedrängt werden. Und schon fühlen Sie sich zunehmend erschöpft, energielos und träge. Mögliche Auslöser dieser Schieflage können neben Stress und Schlafmangel beispielsweise auch eine unausgewogene, zuckerreiche Ernährung oder übermäßiger Alkoholkonsum sein. Aber auch die Einnahme von Antibiotika und anderen Medikamenten sowie chronische Erkrankungen wie Zöliakie, Morbus Crohn oder Colitis ulcerosa (chronische Dickdarmentzündung) haben Einfluss.

Eines der Hauptprobleme ist, dass von der Dysbiose häufig die schützende Säuerungsflora des Darmmikrobioms betroffen ist, und damit genau die Bakterienuntergruppen, die an der Produktion wichtiger Substanzen beteiligt ist, die wiederum für die Energieversorgung der Darmzellen relevant sind und entzündungshemmend wirken können (Weiss GA 2017, Tiffany CR 2019). Zu diesen Stoffen zählen kurzkettige Fettsäuren wie Essigsäure, Propionsäure und Buttersäure. Weitere wichtige Bakterienstämme, die am Aufbau der Schleimschicht im Darm beteiligt sind, sind ebenfalls von der Schieflage betroffen. Kann keine ordentliche Schleimschicht gebildet werden, kann es über chronische Entzündungen seinerseits zu einem Zusammenbruch der schützenden Darmbarriere kommen.

Achtung, durchlässige Darmbarriere!

Normalerweise wird die Darmwand aus eng nebeneinanderliegenden Darmzellen gebildet. Man kann sie sich wie eine Mauer aus Ziegelsteinen vorstellen, die mit Mörtel verbunden sind. In Ihrem Körper übernehmen das die sogenannten *tight junctions* (engl. = enge Übergänge). Das sind spezielle Proteinstrukturen, die den Raum zwischen den Zellen abdichten und wie ein Klettverschluss verhindern, dass unerwünschte Stoffe eindringen. Werden diese

Zellverbindungen jedoch etwa durch eine chronische Entzündungssituation gelockert oder geschädigt, können unerwünschte Substanzen wie Giftstoffe, Bakterien und unverdaute Nahrungsmittelbestandteile in Ihren Blutkreislauf gelangen.

Die Situation verschärft sich, wenn aufgrund der Zellschäden auch wichtige Nährstoffe der zugeführten Nahrung im Darm nicht mehr ausreichend aufgenommen werden können. Sie wissen, was jetzt kommt: Ein Nährstoffmangel entsteht. Zudem reagiert das Immunsystem bei erhöhter Durchlässigkeit des Darms mit der Ausschüttung entzündungsfördernder Botenstoffe. Diese können wiederum eine Immunreaktion auslösen und die Entzündung langfristig aufrechterhalten. Solche Prozesse können neben Müdigkeit und Erschöpfung zu verschiedenen Gesundheitsproblemen führen, z. B. Allergien, Nahrungsmittelunverträglichkeiten, Autoimmunerkrankungen bis hin zu psychischen Problemen (Paray BA 2020, Ilchmann-Diounou 2020, Safadi 2022, Kim 2023, Ghafari 2022, Chiu 2019).

Chronische Entzündungen der Darmzellen gehen auf Kosten Ihres Energielevels und allgemeinen Wohlbefindens.

Immerhin: Als größte immunologische Grenzfläche beherbergt Ihr Darm bis zu 80 Prozent aller Abwehrzellen. Entfaltet entspricht Ihr Darm ungefähr der Größe eines Tennisplatzes. Fortwährend kommen die Abwehrzellen des Darms mit der Außenwelt in Kontakt, also mit Bestandteilen der Nahrung, den schon bekannten Mikroorganismen und sonstigen Substanzen. Ähnlich wie in einer Schule erfolgt so die Ausbildung und Anpassung Ihres Immunsystems. Das Ziel dieser Ausbildung ist es, angemessen auf mögliche Bedrohungen reagieren zu können – ohne sich zu sehr bei harmlosen Substanzen aufzuregen. In der Medizin sprechen wir von der Toleranz. Und da Ihre Abwehrzellen nach Ausbildungsende zu weiter entfernten Abwehrstationen im Körper ausschwärmen, den Lymphknoten, können Sie sich bestimmt gut vorstellen, dass immunologische Probleme nicht auf den Darm beschränkt bleiben, sondern sich auf den gesamten Körper auswirken können.

Da sich Darmzellen ebenso wie Abwehrzellen ständig erneuern, wird verständlich, dass chronische Entzündungen enorm viel Energie fordern. Auch hat das Immunsystem mit seinen zahlreichen und unterschiedlichen Zellen vielschichtige Aufgaben. Die Folge einer Schieflage im Darm kann erhöhte Infektanfälligkeit sein (Fasano A 2011, Camilleri M 2019, Kinashi Y 2021, Sorbara MT 2022).

Energie-Player Insulin: Blutzuckerschwankungen als Stoffwechselhindernis

Sie haben es weiter oben schon gelesen: Kohlenhydrate bestehen aus einem oder mehreren Zuckerteilen. Sprechen wir über die Qualität der Kohlenhydrate. Je mehr Ballaststoffe, Mikronährstoffe und sekundäre Pflanzenstoffe sie enthalten, desto gesünder sind sie. Auch auf die Länge ihrer Zuckerketten kommt es an. Außerdem darauf, wie viel Zucker Ihre Mahlzeit insgesamt enthält, was Sie dazu essen und wie schnell Ihre Verdauungsenzyme an die Zuckerketten rankommen. Das klingt wahnsinnig komplex, und das ist es auch: All diese Faktoren entscheiden über die Qualität kohlenhydratreicher Nahrung und mit darüber, wie schnell und wie hoch Ihr Blutzuckerspiegel nach der Mahlzeit ansteigt. Vergleichen wir beispielsweise stärkehaltiges Gemüse wie rote Beete, Kartoffeln, Karotten, Sellerie oder Pastinaken, die aus langen Zuckerketten bestehen, mit Obst aus vielen kleinen Einfachzuckern, wird klar, warum Ihr Blutzucker beim Verzehr von Gemüse langsamer ansteigt als beim Obstessen.

Zucker versteckt sich hinter vielen Namen – am Ende kommt es auf die Gesamtmenge an.

Zucker schmeckt süß und wird in vielen Lebensmitteln und Getränken verwendet. Eine große Verlockung – aber warum macht uns gerade dieser Energielieferant so müde? Er ist in verschiedenen Formen wie Kristallzucker, Puderzucker, brauner Zucker, Melasse und als Sirup erhältlich. Dabei kann er aus verschiedenen Quellen wie Zuckerrohr, Rüben und Maisstärke hergestellt werden. Wissenschaftler verstehen unter dem Begriff Zucker die kleinsten Moleküle Glukose, Fruktose und Saccharose.

Während Glukose und Fruktose nur einen Zuckerring besitzen, setzt sich die unter den Namen Haushaltszucker bekannte Saccharose aus zwei dieser Ringe zusammen, nämlich aus einem Glukosering und einem Fruktosering. Viele aneinandergereihte Zuckerketten ergeben die Stärke, die wie Ballaststoffe ebenfalls zur Gruppe der Kohlenhydrate gehört. Wichtig zu verstehen ist, dass nach der Verdauung am Ende immer Einfachzucker rauskommen – egal, welche Kohlenhydrate wir essen.

Eine Blutzuckerspitze beschreibt den Zustand, bei dem der Blutzuckerspiegel im Körper über den normalen Bereich ansteigt, und dann steil – also schnell – wieder abfällt. Kommt es nach Erreichen der Blutzuckerspitze zu einem steilen Blutzuckerabfall, können über die Aktivierung der Stresshormone nach dem Essen Gereiztheit, Herzklopfen, Konzentrationsstörungen oder Heißhungerattacken auftreten. Meist folgt bei zuckerlastiger Ernährung mit schnell verfügbaren Kohlenhydraten und Fast Food eine Blutzuckerspitze auf die nächste, die beschriebenen Prozesse wiederholen sich über den Tag verteilt mehrfach, und Ihr Stoffwechsel wird instabil. Sie fühlen sich unruhig, zittrig und müde. Kommt Ihnen das bekannt vor?

Um Blutzuckerspitzen zu vermeiden, empfiehlt die American Diabetes Association (ADA), dass der Blutzuckerspiegel nach dem Essen nicht über 140 mg/dl Glukose im Blut ansteigen sollte. Studien mit kontinuierlicher Blutzuckermessung bei Gesunden lassen sogar den Schluss zu, dass regelmäßige Anstiege um mehr als 30 mg/dl nach dem Essen möglichst vermieden werden sollten (Freckmann 2007). Bei Ihrem Arzt oder Ihrer Ärztin können Sie darüber hinaus auch einen Langzeitblutzuckerwert bestimmten lassen.

Was macht Zucker zu einem gesundheitlichen Risiko?

Wer sich gerade die Frage stellt, ob er selbst von Blutzuckerschwankungen betroffen sein könnte, dem liefere ich noch eine leider traurige Statistik: In einer 2019 in den USA erschienenen Studie hatten

88 Prozent der Teilnehmenden einen unregulierten Blutzuckerspiegel, was nichts anderes als einen ungesunden Stoffwechsel bedeutet. Damit steigt dauerhaft das Risiko, übergewichtig zu werden, vorschnell zu altern, für Diabetes, Arteriosklerose oder Verdauungsprobleme. Sogar die Wahrscheinlichkeit für depressive Episoden, die Entwicklung einer Demenz oder Krebserkrankung scheint erhöht zu sein.

Überschüssige Glukose wird in Fett, das ungeliebte Hüftgold, umgewandelt.

Das Blutzuckerverhalten ist also längst nicht nur für Diabetiker relevant (Araujo J et al. 2019), wie irrtümlich oft noch angenommen wird. Konsumieren Sie täglich mehr Zucker als benötigt, wird der Überschuss in der Speicherform Glykogen in der Leber und in den Muskeln deponiert. Kommt dann immer noch zu viel Zucker über die Nahrung an Bord, wird die überschüssige Glukose in das ungeliebte Hüftgold, also Fett, umgewandelt. Während die Glykogenspeicher nur für etwa 24 Stunden als Reserve ausreichen, können Fettdepots in Notzeiten langfristig mit Energie versorgen. Denn bis auf rote Blutkörperchen und einige Hirnzellen können alle Körperzellen in Zuckermangelzeiten aus Fett Energie gewinnen – diese evolutionär nützliche Vorratsfunktion nennt man metabolische Flexibilität.

Wie Insulinresistenz das Diabetesrisiko erhöht

Wenn Sie regelmäßig zu viel Zucker zu sich nehmen, kann das System allerdings durcheinandergeraten, und Sie können insulinresistent werden. Eine normale Reaktion Ihres Körpers auf eine zuckerreiche Mahlzeit ist, dass die Bauchspeicheldrüse das Hormon Insulin ausschüttet, über das der Zucker dann in die Körperzellen aufgenommen wird. Wenn dann im Verlauf der Insulinspiegel wieder fällt und die Zellen in der Nüchternphase wieder auf Energie angewiesen sind, können die beschriebenen Energiespeicher angezapft werden. Kommt es aber etwa durch unausgewogene Ernährung, vieles Snacken und fehlende Esspausen permanent zu Blutzuckerspitzen, und ist die Bauchspeicheldrüse und Insulinproduktion daher permanent gefordert, werden Ihre Zellen irgendwann nicht mehr so gut auf Insulin reagieren. Sie sind schon randvoll mit Zucker und haben wenig Interesse daran, noch mehr Zuckerlieferungen anzunehmen. Kurz: Ihr System ist schlicht überlastet. Werden Ihre Zellen also unsensibler gegenüber Insulin, sprechen wir in der Medizin von einer Insulinresistenz.

Ihr Körper versucht zu retten, was zu retten ist: Reichen die normalen Dosen an Insulin nicht mehr aus, um den Zucker aus dem Blut in die Zellen zu räumen, produziert die Bauchspeicheldrüse immer mehr Insulin in der Hoffnung, dass schließlich eine große Menge davon die Zellen doch noch überreden kann, Zucker zur Senkung des Blutzuckerspiegels aufzunehmen. Das Fatale an dieser Situation ist, dass Ihr Körper bei dauerhaft hohem Insulin auch nicht auf seine Energiereserven in Form von Glykogen oder Fett zurückgreifen kann. In extremen Fällen sind Symptome wie Schwindel oder Ohnmachtsgefühl denkbar. Vielleicht wachen Sie nachts auch nassgeschwitzt mit Herzklopfen auf und fragen sich, warum es Ihnen eigentlich so schlecht geht.

Versuchen Sie, die Achterbahnfahrt Ihres Blutzuckerspiegels zu stoppen, um neue Lebensenergie zu gewinnen.

Besonders eindrucksvoll ist, wie stark sich andersherum ein Schlafmangel auf die Empfindlichkeit der Zellen für Insulin auswirken kann. Eine Forschungsgruppe aus Chicago konnte zeigen, dass bereits vier Tage mit einer Schlafdauer von nur viereinhalb Stunden zu einer Erhöhung der Insulinresistenz um 30 Prozent führten (Buxton OM 2010). Kann die Bauchspeicheldrüse irgendwann nicht mehr genug Insulin ausschütten, um den Blutzuckerspiegel noch im normalen Bereich zu halten, und kommt es zur dauerhaften Erhöhung des Blutzuckerspiegels, wird ab Erreichen bestimmter Grenzwerte der Stoffwechsel endgültig instabil und die Diagnose Diabetes gestellt (Lebovitz HE 2001).

Ja, ich weiß, all das ist schlimm genug, doch leider noch nicht alles. Auf zellulärer Ebene kann ein zu großes Zuckerangebot auch die Energieherstellung in den Mitochondrien beeinträchtigen. Gleichzeitig werden übermäßig viele freie Radikale produziert, die ihrerseits Schäden an Zellen und Geweben verursachen können. Ihr Körper gerät zunehmend in einen Zustand, der chronische Entzündungen fördert und unterhält, was übrigens bei vielen chronischen Erkrankungen beobachtet wird. Zum Therapiekonzept gehört in so einem Zustand eine sehr gute Versorgung mit Mikronährstoffen (Onyango AN 2018). Da es so wichtig ist, die Achterbahnfahrt unserer Zuckerkurve in den Griff zu bekommen, verrate ich Ihnen im dritten Teil dieses Ratgebers, dem DIY-Programm, mit welchen Maßnahmen und Mikronährstoffen Sie dieses Ziel erreichen können.

Energie-Player Stressbalance: Die wichtigsten Störfaktoren

Obwohl die Stressreaktion erst einmal eine normale Funktion des Körpers ist, kann chronischer Stress die Gesundheit gefährden.

Ein dritter Player, der über Ihren Energielevel mitentscheidet, ist Ihr Stresslevel. Obwohl die Stressreaktion zunächst eine normale und wichtige Funktion des Körpers ist, um auf Herausforderungen angemessen reagieren zu können, kann chronischer Stress die Gesundheit gefährden. Auf Dauer kann er Nervenzellen im Gehirn unmittelbar schädigen, chronische Entzündungen fördern und die Blut-Hirn-Schranke schwächen – das ist die natürliche Barriere zwischen Ihrem Gehirn und dem restlichen Körper.

Ist die Blut-Hirn-Schranke geschädigt, kommen die Nervenzellen mit zu vielen Stoffen in Berührung, was weitere Entzündungen provoziert. Oft ist es die Drehtür zwischen Beruf und Privatleben, die sich immer schneller bewegt und zu wenig Zeit für notwendige Erholungsphasen erlaubt (Tavanti M 2012, Esposito P 2001). Das kostet Energie und kann in einer Erschöpfung münden.

So läuft eine akute Stressreaktion ab

Wie gesagt ist die Stressreaktion zunächst ein natürlicher, überlebensnotwendiger Mechanismus. Dabei nimmt Ihr Körper in herausfordernden Situationen verschiedene Anpassungen vor, viele davon laufen nicht auf bewusster Ebene, sondern über den unbewussten Teil Ihres peripheren Nervensystems ab. Dieses wird auch als autonomes oder vegetatives Nervensystem bezeichnet und ist zuständig für die Steuerung lebenswichtiger Funktionen, darunter Herzschlag, Blutdruck, Atmung, Verdauung, Stoffwechsel und Körpertemperatur.

Sobald Sie nun eine bedrohliche Situation mit Ihren Sinnesorganen – den Augen, Ohren, der Nase oder über den Geschmacks- oder Tastsinn – wahrnehmen, werden drei maßgeblich an der Stressverarbeitung beteiligte Zentren im Gehirn aktiviert: Das limbische System, das emotional bedeutsame Erinnerungen speichert und Situationen bewertet. Der Thalamus, der die eingehenden Informationen der Sinnesorgane mit jenen des limbischen Systems abgleicht und entscheidet, ob eine Stressreaktion eingeleitet wird. Und falls ja, werden das sympathische Nervensystem – der aktivierende Anteil des peripheren Nervensystems – sowie die Hypothalamus-Hypophysen-Nebennierenrindenachse aktiviert, um körperliche Reaktionen auf Stress einzuleiten. Ja, ein wirklich sperriger Begriff, nennen wir diese kurz als HPA-Achse bezeichnete Struktur der Einfachheit halber die Stressachse.

Wird eine Stressreaktion eingeleitet – die Kampf-oder-Flucht-Reaktion –, geschieht dies ultraschnell. Ihr Körper wird dabei auf eine erhöhte Aktivität vorbereitet, um mit der Stresssituation umgehen zu können. Stresshormone wie Adrenalin und Noradrenalin werden im Nebennierenmark freigesetzt. Diese erhöhen Herzschlag und Blutdruck, erweitern die Bronchien und steigern Ihre Muskelkraft und Aufmerksamkeit. Jeder kennt wohl dieses Stressgefühl auch aus Prüfungssituationen oder von Vorstellungsgesprächen. Neben Energie braucht die Herstellung der Stresshormone viele Mikronährstoffe. Dazu gehört als Grundbausubstanz auch die Aminosäure Tyrosin.

Die Stressreaktion des Körpers ist überlebenswichtig. Zum Problem wird sie nur, wenn wir sie wiederholt durchlaufen und nicht mehr „runterfahren“ können.

Cortisol ist besser als sein Ruf

Auch das klassische Stresshormon Cortisol aus der Familie der Steroidhormone wird bei Stress innerhalb weniger Minuten freigesetzt. Ohne näher auf die Biochemie eingehen zu wollen, ist es gut zu wissen, dass diese Hormongruppe überwiegend in der Nebennierenrinde, den Eierstöcken bzw. Hoden und im zentralen Nervensystem gebildet wird. Der Ausgangsstoff ist das Cholesterin.

> Es gibt einen ultraschnellen Stressweg mit Adrenalin und Noradrenalin, und es gibt die etwas langsamere Cortisolproduktion.

Den Befehl für die Cortisolproduktion erhält die Nebennierenrinde aus der Hypophyse, die besser als Hirnanhangsdrüse bekannt ist, und die mithilfe eines bestimmten Hormons – das adrenocorticotrope Hormon (ACTH) – die Produktion stimuliert. Zuvor braucht es jedoch den Hypothalamus, die Kontrollinstanz im Zwischenhirn, der seinerseits mithilfe eines Hormons – das Corticotropin-Releasing-Hormon (CRH) – die Hypophyse stimuliert. Das klingt alles recht kompliziert. Einfach gesagt aktiviert Ihr Gehirn einerseits einen ultraschnellen Stressweg mit Adrenalin und Noradrenalin. Und es gibt andererseits die etwas langsamere Cortisolproduktion.

Cortisol hat eine Vielzahl von Effekten. Akut sorgt es neben der Aufrechterhaltung Ihrer Leistungsfähigkeit vor allem mittels Blutzuckererhöhung dafür, dass Energie bereitgestellt werden kann. Bleibt die Frage, wie eigentlich ein hoher Cortisolspiegel vom Körper wieder gesenkt und die Stressantwort beendet wird. Die Antwort: wiederum über das Gehirn. Ist zu viel Cortisol da, wird Ihr Gehirn die Produktion bestimmter Hormone verringern, damit die Nebennierenrinde weniger Cortisol produziert und sich der Spiegel wieder senkt (Bullmann C 2020, Bieger WP 2013 Teil 1 und Teil 2).

> Cortisol hat oft ein schlechtes Image. Doch solange sich sein Spiegel in einem angemessenen Bereich befindet, schützt es den Körper.

Cortisol hat als Stresshormon oft ein schlechtes Image. Doch solange sich sein Spiegel in einem angemessenen Bereich befindet, schützt es den Körper. Cortisol unterliegt einem Biorhythmus, was bedeutet, dass normalerweise nach dem Aufwachen am Morgen die höchsten Cortisolwerte vorliegen, damit Sie vorbereitet sind für einen aktiven Tag. Das bedeutet auch, dass uns beispielsweise ein

Mangel an freiem Cortisol müde und energielos machen kann (Smith SM 2006). Wichtig ist also das Gleichgewicht von Cortisol in Ihrem Körper. Bei gesunden Menschen sinkt der Cortisolspiegel im Tagesverlauf allmählich ab und erreicht abends den niedrigsten Punkt, was beim Entspannen und Einschlafen hilft. Kommt es aber beispielsweise durch chronische Stressbelastungen auch am Abend zu hohen Cortisolspiegeln, kann das den Schlaf-wach-Rhythmus und die erholsame Nachtruhe empfindlich stören (Niu SF et al. 2011).

Was chronischer Stress anrichten kann

Während die beschriebene Stressreaktion früher überlebenswichtig war, ist sie heute häufig nicht mehr sinnvoll. Oft besteht nämlich nicht die Möglichkeit, körperlich aus unangenehmen Situationen zu flüchten. Ein von Stresshormonen aufgepeitschter Körper kann das angebotene Energieangebot also in der Regel nicht über körperliche Bewegung abbauen. Stattdessen sitzen viele von uns nervös und aufgeregt am Schreibtisch. Bleibt Stress chronisch bestehen, kann sich das auch durch einen erhöhten Blutdruck, eine Insulinresistenz oder mit einer erhöhten Entzündungsneigung bemerkbar machen. Dauerhaft hohes Cortisol kann zudem die zelluläre Immunantwort hemmen. Das bedeutet, Sie können anfälliger für Infekte werden. Das Risiko für viele chronische Erkrankungen und psychische Probleme steigt, darunter z. B. Angstzustände oder Gedächtnisprobleme.

Dauerstress kann zusätzlich zu Hormonstörungen führen. Wird nämlich ständig vermehrt Cortisol produziert, steht die dafür benötigte Ausgangssubstanz aller Steroidhormone, das Pregnenolon, nicht mehr dem Aufbau von Östrogenen, Progesteron, Aldosteron oder Testosteron zur Verfügung. Hohe Cortisolwerte können so zu einer Bildungsstörung von Sexualhormonen führen, was sich ebenfalls in einer Antriebslosigkeit, Verlust von Muskelmasse, Schlafstörungen oder Libidoverlust zeigen kann.

Obwohl unter Stress meist psychisch herausfordernde Situationen verstanden werden, können auch körperliche Faktoren dazu führen.

Zusätzlich denkbar ist ein Engpass in der Produktion von Glückshormonen, wie z. B. Serotonin. Mit der Zeit können alle diese Effekte zu Symptomen wie Erschöpfung führen. Ein Zustand, der häufig als Burnout umschrieben wird (Biovis 2013). Wir müssen also für einen Nachschub an Mikronährstoffen sorgen, allen voran B-Vitamine, Magnesium, Eisen, Mangan, Vitamin C, Zink, Aminosäuren, Omega-3-Fettsäuren sowie Methyldonatoren. Hierunter versteht man Verbindungen, die eine Methylgruppe (CH3) an andere Moleküle spenden können. Diese chemische Reaktion ist ein kritischer Vorgang in vielen biologischen Abläufen, z. B. bei der DNA-Reparatur, Genexpression und Proteinfunktion. Zu den bekanntesten Vertretern dieser Stoffgruppe gehören die Folsäure und Vitamin B12.

Faktoren, die eine natürliche Stressreaktion stören können

- **Schlafmangel oder gestörter Schlaf** können die Regulation von Cortisol beeinflussen und zu einer Insulinresistenz führen.
- **Ungünstige Ernährungsweise, reich an verarbeiteten Lebensmitteln, Zucker und gesättigten Fettsäuren** kann zu Insulinresistenz, Entzündungen im Körper und hohem Cortisol führen.
- **Übermäßiger Genussmittelkonsum (Koffein, Alkohol oder Rauchen)** kann den Cortisolspiegel ungünstig beeinflussen.
- **Bestimmte Medikamente (Cortison, hormonelle Verhütungsmittel, manche Antidepressiva)** können die Produktion oder den Abbau von Cortisol beeinflussen.
- **Akute Infekte oder chronische Entzündungen** können den Cortisolspiegel ungünstig beeinflussen.
- **Operationen, Nahrungsmittelunverträglichkeiten oder Allergien sowie äußere Reize wie Hitze, Kälte oder Lärm** tragen zu Veränderungen des Cortisolstoffwechsels bei.

Energie-Player Schilddrüse: Eine oft unterschätzte Hormonzentrale

Müdigkeit ist ein komplexer Zustand, der von einer Vielzahl von Faktoren beeinflusst wird, wie Sie bis hierhin schon gesehen haben. Auch die Hormone spielen eine entscheidende Rolle bei der Regulation des Energiehaushalts. Hormone sind chemische Botenstoffe, die von spezialisierten Drüsen produziert und ins Blut abgegeben werden. Von dort aus machen sie sich auf die Reise zu ihren Zielgeweben und Organen. Dort angekommen, treffen sie auf Rezeptoren, also spezielle Zellstrukturen, wo sie aufgrund ihrer Molekülgestalt perfekt wie ein Schlüssel in das entsprechende Schloss passen. Es reicht also nicht aus, dass Hormone gebildet werden. Erst durch das Andocken an diese Rezeptoren können sie Signale vermitteln, die zu bestimmten Antworten der jeweiligen Zielzelle führen.

Hormone haben sehr verschiedene Aufgaben, wichtigste Funktionen beziehen sich auf die Beeinflussung von Stoffwechsel, Wachstum und Entwicklung, der Stimmung und Gefühle, der Fortpflanzung, des Schlaf-wach-Rhythmus und des Energiehaushalts. Neben der Menge kommt es aber auch darauf an, dass Hormone im richtigen Verhältnis produziert werden. Nur so befindet sich der Körper in Balance. Die Hormone Insulin und Cortisol haben Sie in Zusammenhang mit dem Blutzucker bzw. Stress ja bereits kennengelernt. Jetzt geht es um die Hormonzentrale im Körper: „Klein, aber oho!“ Damit meine ich Ihre Schilddrüse, die sich unscheinbar vor dem Kehlkopf befindet.

> Störungen im Hormonhaushalt können zu vielen gesundheitlichen Problemen führen.

Mit ein wenig Fantasie hat die Schilddrüse die Form eines Schmetterlings und stellt das Gaspedal im Stoffwechsel dar. Damit die Schilddrüse mithilfe der durch sie produzierten Hormone zentrale Stoffwechselfunktionen einwandfrei regulieren kann, ist – Sie ahnen es – wiederum die regelmäßige Zufuhr von Mikronährstoffen eine wesentliche Grundvoraussetzung.

Schilddrüsenunterfunktion: Wenn das Gaspedal klemmt

> Durch die Freisetzung von Schilddrüsenhormonen beeinflusst sie praktisch alle Zellen, Gewebe und Organe.

Vielen ist die Bedeutung der Schilddrüse nicht bewusst. Warum geht es eigentlich nicht ohne dieses kleine Organ? Durch die Freisetzung von Schilddrüsenhormonen beeinflusst sie praktisch alle Zellen, Gewebe und Organe. Deswegen ist sie ein wichtiges Schlüsselelement für das reibungslose Funktionieren des Organismus. Mithilfe ihrer Hormone vollzieht sich der bereits beschriebene Prozess des Abbaus bzw. der Umwandlung gegessener Nährstoffe, also der Nahrungsenergie, in Zellenergie. Schwächelt Ihre Schilddrüse, fühlen Sie sich buchstäblich platt. Ihr Motor stottert, so sehr Sie auch Gas geben möchten.

Schilddrüsenhormone spielen auch bei Wachstumsprozessen und der Entwicklung des Gehirns, des Nervensystems und anderer Organe eine entscheidende Rolle. Dies ist auch einer der Gründe, weswegen die Jodzufuhr in Schwangerschaft und Stillzeit empfohlen wird (s. auch Seite 24). Die Schilddrüse beeinflusst aber auch den Grundumsatz des Körpers und ob es Ihnen leicht- oder eher schwerfällt, Ihr Gewicht zu halten. Auch die Wärmeproduktion wird über die Schilddrüse reguliert.

Als die Labordiagnostik noch nicht so perfektioniert war wie heute, entwickelte der US-amerikanische Arzt Dr. Broda Barnes einen einfachen, wenn auch fehleranfälligen Test, bei dem die Basaltemperatur direkt nach dem morgendlichen Erwachen gemessen wurde. Ein Test, der zumindest eine Orientierung bieten kann: Bei gebärfähigen Frauen wurde hierzu am zweiten bzw. dritten Tag des Zyklus gemessen. Während sich ein normaler Bereich um 36,5 bis 37,5 °C befindet, können bei einer Schilddrüsenunterfunktion häufig Bereiche um die 36,0 bis 36,5 °C beobachtet werden.

Darüber hinaus beeinflusst die Schilddrüse auch andere Organdrüsen, den Verdauungstrakt, das Herz-Kreislauf-System, die Muskelaktivität, den Knochenstoffwechsel, die Fortpflanzung und die Nebennieren. Diese befinden sich oberhalb der Nieren und produzieren ihrerseits verschiedene Hormone. Besonders interessant sind in der Nebennierenrinde produziertes Cortisol und Dehydroepiandrosteron (DHEA) – ein wichtiger Vorläufer für andere Sexualhormone. Mehrere potenzielle Rollen im menschlichen Körper werden für DHEA diskutiert.

Typische Symptome

Schilddrüsenunterfunktion:

- Müdigkeit, allgemeine Erschöpfung
- Gedächtnis- und Konzentrationsschwierigkeiten
- Angst und Stimmungsschwankungen
- Gewichtszunahme
- Verdauungsbeschwerden (z. B. Blähungen, Sodbrennen, Verstopfung, Durchfall)
- Trockene Haut, Hautunreinheiten
- Haarausfall, brüchige Nägel
- Muskelschwäche, Muskelschmerzen
- Wassereinlagerungen und Schwellungen
- Kälteempfindlichkeit
- Kopfschmerzen
- Schlafstörungen
- Zyklusprobleme, Prämenstruelles Syndrom
- Niedriger Puls, niedriger Blutdruck und niedrige Basaltemperatur

Schilddrüsenüberfunktion:

- Müdigkeit, allgemeine Erschöpfung
- Unruhe, Nervosität und Reizbarkeit
- Schlafstörungen
- Gewichtsverlust trotz erhöhtem Appetit
- Hitzeintoleranz
- Durchfall oder häufiger Stuhlgang
- Muskelzuckungen und Zittern
- Zyklusprobleme
- Bluthochdruck, Herzklopfen, Schwitzen

Schilddrüsenwerte: Die gesetzlichen Krankenkassen übernehmen nur die Messung des TSH. Befindet sich dieser Wert im definierten Normbereich, werden die freien Hormone fT3 und fT4 nicht mitbestimmt.

Leider sind Schilddrüsenerkrankungen in der Medizin ein Chamäleon. Sie können sowohl ohne Beschwerden als auch mit Problemen einhergehen, die auf den ersten Blick nicht unbedingt auf die Schilddrüse als Ursache hinweisen. Selbst wenn die Symptome sehr typisch für die Schilddrüse zu sein scheinen, bleibt immer zu bedenken, dass sie auch bei anderen Gesundheitszuständen auftreten können (Schübel J et al. 2017). Im Kasten habe ich für Sie solche typischen Beschwerden bei Unterfunktion und Überfunktion der Schilddrüse zusammengetragen.

Störfaktoren bei der Hormonproduktion

So, wie bei der Stressreaktion regulierende Zentren im Gehirn Einfluss auf die Ausschüttung von Cortisol nehmen, wird auch die Schilddrüse durch dieselben übergeordneten Zentren reguliert. Der alleinige Blick auf den Taktgeber, nämlich das in der Hypophyse produzierte thyreoidale stimulierende Hormon (TSH), reicht jedoch nicht aus, um das Aktivitätsniveau gut einschätzen zu können. Bei der Schilddrüse besteht die Besonderheit, dass der überwiegende Anteil der hergestellten Hormone inaktiv ist und erst in den Organen vom inaktiven Thyroxin (T4) in das aktive Schilddrüsenhormon Trijodthyronin (T3) umgewandelt wird – um dann in den Körperzellen wirken zu können. Deswegen zeigt erst die Konstellation aller drei Werte an, wie es um Ihren Stoffwechsel steht. Nur ein geringer Anteil liegt als sogenanntes freies Hormon vor.

Deutschland zählt nach wie vor zu den Jodmangelgebieten.

Da Schilddrüsenunterfunktionen häufiger auftreten als Schilddrüsenüberfunktionen, konzentriere ich mich hier auf die Unterfunktion und stelle Ihnen kurz deren wichtigste Konstellationen vor, ohne den Anspruch auf Vollständigkeit zu erheben (Chaker L et al. 2017, Persani L et al. 2018).

Tipp: Die gesetzlichen Krankenkassen bezahlen in der Regel nur die TSH-Bestimmung. Um alle drei Schilddrüsenparameter bestimmen zu lassen, müssen Sie zumeist selbst aktiv danach fragen und auch die Kosten übernehmen. Diese bewegen sich in der Regel zwischen 20 und 40 Euro.

Primäre Unterfunktion

Sie stellt die häufigste Art von Unterfunktionen dar. Hier liegt das Problem in der Schilddrüse selbst. Zwar geben die übergeordneten Zentren den Befehl an die Schilddrüse, mehr zu arbeiten (TSH erhöht). Doch leider haben die fleißigen Mitarbeiter in der Schilddrüse entweder zu wenig Bausubstanz verfügbar oder die Schilddrüse ist einfach zu klein, sodass sie trotz guten Willens nicht mehr in der Lage ist, ausreichend freie Schilddrüsenhormone herzustellen (fT3 und fT4 niedrig).

Bereits weiter oben habe ich darauf hingewiesen, wie wichtig Jod für eine gut funktionierende Schilddrüse ist. Ohne ausreichende Jodversorgung kann Ihre Schilddrüse nicht genügend Schilddrüsenhormone produzieren, was zu verschiedenen gesundheitlichen Problemen führen kann. Für die Herstellung von Schilddrüsenhormonen sind neben der Aminosäure Tyrosin weitere Mikronährstoffe wie Eisen und Vitamin D wichtig (Podlogar J 2017, Köhrle J 2023).

In Regionen mit einer ausreichenden Jodversorgung ist die sogenannte Hashimoto-Thyreoiditis der häufigste Auslöser für eine primäre Schilddrüsenunterfunktion. Es handelt sich um eine Autoimmunerkrankung, bei der das körpereigene Immunsystem fälschlicherweise die Schilddrüse angreift und deren Funktion allmählich beeinträchtigt. Durch die chronisch entzündlichen Prozesse können die Schilddrüsenhormone T3 und T4 nicht mehr ausreichend hergestellt werden.

Sekundäre Unterfunktion

Bei der zweithäufigsten Art von Unterfunktionen liegt das Problem nicht in der Schilddrüse, sondern in den übergeordneten Zentren im Gehirn (TSH niedrig). Diese versäumen es, den fleißigen Mitarbeitern in der Schilddrüse den Befehl zu geben, mehr Schilddrüsenhormone herzustellen (fT3 und fT4 niedrig). Würde in dieser Situation nur der TSH-Wert bestimmt werden, könnte diese Konstellation einfach übersehen werden und unentdeckt bleiben. Als auslösender Faktor kann chronischer Stress dahinterstecken.

Stille Entzündungen provozieren einen anhaltenden Einsatz des Immunsystems bei hohem Energieverbrauch.

Konversionsstörung

Bei einer Konversionsstörung liegt das Problem weder in den übergeordneten Zentren noch in der Schilddrüse, sondern bei der Umwandlung inaktiven T4s (fT4 hoch) in das aktive Schilddrüsenhormon T3 (fT3 niedrig). Da der Körper genug fT4 registriert, reagieren die übergeordneten Zentren nicht weiter und eine TSH-Erhöhung, der Befehl, mehr Schilddrüsenhormon zu bilden, bleibt also aus (TSH niedrig). Auch diese Störung könnte in der Praxis leicht übersehen werden, wenn nicht alle Schilddrüsenparameter sorgfältig bestimmt werden.

Was dahintersteckt: Für die Umwandlung von T4 in das aktive Hormon T3 ist das Enzym 5'-Deiodinase notwendig. Dafür braucht es wiederum in ausreichender Menge den Mikronährstoff Selen (Winther KH et al. 2020). Zusätzlich ist zu beachten, dass die Umwandlung von inaktivem T4 in inaktives T3 nur zu einem sehr geringen Anteil in der Schilddrüse erfolgt. Normalerweise wird T4 erst in den Zellen von Geweben und Organen, insbesondere in Leber und Darm, in das aktivere T3 umgewandelt. Auch eine bakterielle Fehlbesiedlung des Darms und Entzündungsprozesse können zu einer Störung bei der Aktivierung der Schilddrüsenhormone führen.

Energie-Player im Verborgenen: Entlasten von chronischen Entzündungen

Wir sind bei unserem fünften Energie-Player angekommen, der im DIY-Programm eine wichtige Rolle einnehmen wird. Es geht um chronische Entzündungen, die zu einem ständig aktivierten Immunsystem führen, und die zunächst einmal unabhängig von ihrer Ursache Müdigkeit und Erschöpfung auslösen können, da sie permanent Energie verbrauchen. Sie sehen, wie alle fünf Energie-Player eng miteinander interagieren.

Eine Entzündung ist eine natürliche Reaktion des Körpers auf Infektionen oder Verletzungen. Sie stellt einen wichtigen Teil des Immunsystems dar, der dazu dient, Gewebe zu schützen und wiederherzustellen. Normalerweise ist eine Entzündung aber akut und kurzlebig. Hierbei kommt es zu turbulenten Prozessen wie Auffiebern, und es werden vom Immunsystem aggressive Substanzen freigesetzt, die bei der Zerstörung von unerwünschten Eindringlingen und Erregern helfen. Danach werden Heilungsprozesse eingeleitet, und der Körper kommt wieder ins Gleichgewicht.

Es gibt jedoch eine andere Form der Entzündung, die als *silent inflammation* (engl. = stille Entzündung) im Verborgenen lauert. Anders als bei akuten Entzündungen, die mit Schmerz, Rötung oder Schwellung einhergehen, verlaufen stille Entzündungen häufig zunächst ohne spürbare Symptome. Nicht greifbare Beschwerden wie Stimmungsschwankungen, Schlafstörungen, Konzentrationsstörungen, Infektanfälligkeit, Schmerzen und allgemeine Erschöpfung sind möglich.

> Anders als bei akuten Entzündungen, die mit Schmerz, Rötung oder Schwellung einhergehen, verlaufen stille Entzündungen häufig zunächst ohne spürbare Symptome.

Wichtig zu wissen ist, dass solche chronischen Entzündungen ein schleichendes Gesundheitsrisiko darstellen. Aufgrund entzündlicher Botenstoffe (TNF-alpha, Interleukin-6 und andere) kommt Ihr Immunsystem nämlich nie wirklich zur Ruhe. Unter Umständen kann es sogar zu Verwechslungen zwischen körpereigenem Gewebe und körperfremden Eindringlingen und damit zu autoimmunen Prozessen kommen. Auch kommt es immer wieder zu kleineren Zellverletzungen, die ausgebessert werden müssen. Chronische bzw. stille Entzündungen werden daher mit vielen Zivilisationskrankheiten in Verbindung gebracht: Herz-Kreislauf-Erkrankungen, Diabetes, Depressionen, Demenz oder beschleunigte Alterungsprozesse. Obwohl sie auf den ersten Blick unterschiedlich erscheinen mögen, haben sie etwas gemeinsam: den anhaltenden Einsatz des Immunsystems bei hohem Energieverbrauch.

Wie der Lebensstil den Stecker ziehen kann

Bei Entzündungen jeglicher Art sollte Schlaf die oberste Priorität haben. Neben einer guten Abendroutine können pflanzliche Stoffe unterstützend wirken.

Zu häufigen Ursachen chronischer Entzündungen gehören Ernährungsfehler. Wenn Sie beispielsweise viele verarbeitete Lebensmittel, Transfette, Zucker, aber wenig Ballaststoffe, Antioxidantien und Omega-3-Fettsäuren zu sich nehmen, kann das zu starken Blutzuckerausschlägen und schließlich zu einer Insulinresistenz führen, die ihrerseits chronische Entzündungen unterhält. Ebenso verhält es sich mit der Schlafqualität: Schlaf und chronische Entzündungen können sich gegenseitig ungünstig beeinflussen. Kommt es etwa aufgrund stiller Entzündungen zu gestörten Tiefschlafphasen, und deswegen zu einer schlechteren Entgiftungsfunktion im Gehirn, fühlen Sie sich beim Aufwachen am nächsten Morgen wie gerädert. Dazu kommt, dass dabei auch weniger Wachstumshormone ausgeschüttet werden und die Insulinempfindlichkeit sinkt. Dies kann wiederum selbst Entzündungen triggern und der Teufelskreis beginnt von vorn (Jessen NA et al. 2015).

Bauchfett triggert Entzündungsprozesse

Neben Dauerstress – Sie erinnern sich an unseren dritten Energie-Player, die Stressbalance – und hormonellen Veränderungen, können auch Fettzellen bei Übergewicht der Grund dafür sein, dass permanent entzündliche Botenstoffe abgefeuert werden. Ihr Bauchfettgewebe ist nicht nur ein inaktiver Energiespeicher, sondern vielmehr ein hormonell aktives Organ. Ist übermäßig viel Bauchfett vorhanden (Viszeralfett), kann sich dies bei beiden Geschlechtern mit Müdigkeit, sexueller Unlust und noch mehr Entzündungsneigung darstellen. Hier hilft abnehmen, das neue Gewicht muss dann aber auch langfristig gehalten werden: Gerade die als Jo-Jo-Effekt bekannten Gewichtsschwankungen scheinen Entzündungsprozesse besonders anzukurbeln (Chahal HS 2007, Davis S et al. 2013, Davey DA et al. 2012, Milić S 2014, Rodrigues GD 2021).

Auch körperliche Aktivität kommt beim Thema stille Entzündungen ins Spiel, denn Muskeln können über eigene Botenstoffe (Myokine) günstig auf Entzündungsprozesse einwirken, Ihren Stoffwechsel unterstützen und bei der Regeneration helfen. Der Vollständigkeit halber sei erwähnt: Es gibt zwar auch ein Zuviel an Bewegung bzw. eine Freisetzung entzündungsfördernder Stoffe bei Übertraining, doch das kommt im Vergleich zur verbreiteten Bewegungsarmut nur sehr selten vor. Es leuchtet ein: Nutzen Sie Ihre Muskeln nicht, kommt es zu Muskelabbau. Das bedeutet, dass weniger gut funktionierende Mitochondrien zur Energiebildung beitragen. Bei zunehmendem Muskelschwund fühlen Sie sich instabil, schlapp und müde (Wahl P 2018, Wüst S et al. 2018, Li J 2022).

Wie äußere Störfaktoren das Immunsystem irritieren

Erreger

Auch bestimmte Erreger können chronische Entzündungen unterhalten. Neben der Familie der Herpesviren, mit dem typischen Vertreter des Eppstein-Barr-Virus, sind hier vor allem die Hepatitis-B- oder C-Viren zu nennen, die zu einer chronischen Leberentzündung führen können. Zu den typischen bakteriellen Vertretern zählen beispielsweise Chlamydien oder die von Zecken übertragenen Borrelien, die zu vielfältigen Beschwerden führen können. Aber auch Schimmelpilze können müde machen. Werden Sie beispielsweise lästige Beschwerden wie Fließschnupfen, tränende Augen, Juckreiz, Kopfschmerzen Infektanfälligkeit, Verdauungsbeschwerden oder Infektanfälligkeit im Urlaub plötzlich los, um diese zuhause wieder zu entwickeln, kann das ein Hinweis auf Schimmelpilze in der häuslichen Umgebung sein. Ärgerlicherweise kann sich Schimmel auch unter Dielen und hinter eingebauten Möbeln befinden, sodass er nicht so einfach zu finden ist.

> Viele Erreger schlummern vom Immunsystem kontrolliert in uns. Sobald dieses aber die Kontrolle nicht mehr aufrechterhalten kann, können sich die Erreger wieder ausbreiten.

Eine weitere Gruppe von Erregern begegnet uns häufiger auf Fernreisen, aber auch in Deutschland sind Infektionen mit Parasiten möglich. So können Toxoplasmen, Giardien oder unterschiedliche Wurmarten über kontaminierte Lebensmittel oder Wasser übertragen werden (https://www.lgl.bayern.de/, https://www.rki.de).

Schadstoffe

Täglich umgeben wir uns mit Schwermetallen, Lösungsmitteln, Klebstoffen, Lacken, Pestiziden, Insektiziden, Kunstdüngern, Flammschutzmitteln und anderen Stoffen. Natürlich kann Ihr Körper bis zu einem gewissen Maß mit Schadstoffen umgehen, jedoch: Laut Anlage eins der Berufskrankheiten-Verordnung (BKV) gehören zu über einem Drittel der aktuell 88 Berufskrankheiten typische Industriechemikalien und Schwermetalle. Und selbst dann, wenn einzelne Grenzwerte im Vergleich zur Gesamtbevölkerung nicht überschritten werden, bleibt die Frage offen, was in einem Körper passiert, der zwar mit geringen Mengen, jedoch einem Cocktail vieler verschiedener Stoffe belastet ist.

Endokrine Disruptoren

Darüber hinaus ist die große Gruppe der sogenannten endokrinen Disruptoren ins Interesse der Wissenschaft gerückt. Es mehren sich die Hinweise darauf, dass solche Substanzen nicht nur hormonelle Störungen verursachen können, sondern eine Reihe weiterer gesundheitlicher Auswirkungen haben, darunter insbesondere chronische Entzündungen und eine Beeinflussung des Immunsystems.

Die Auswirkungen von Umweltfaktoren, Giften und Medikamenten auf chronische Entzündungen können von Mensch zu Mensch sehr unterschiedlich sein. Sowohl die genetische Veranlagung, aber auch die Menge, Art und Weise des Kontakts mit diesen Substanzen sowie der Lebensstil sind hierbei wichtig. Unspezifische Vergiftungserscheinungen sind möglich: Neben Müdigkeit und Erschöpfung zeigen sich oft neurologische Beschwerden wie Gehirnnebel, Kopfschmerzen, Kribbeln an Händen und Füßen, Stimmungsschwankungen oder Angst.

Da die körpereigene Leistung, Gifte aus dem Organismus herauszubekommen (Biotransformation), von einer Vielzahl verschiedener Mikronährstoffe abhängig ist, sollte diesbezüglich eine ausreichende Versorgung bestehen. In den erprobten Mikronährstoff-Fahrplänen im DIY-Programm schauen wir uns das noch genauer an. Auch vor dem Hintergrund, dass die von der DGE genannten Mindestmengen bei chronischen Entzündungen oft nicht ausreichen.

Interessanterweise neigt unser Körper dazu, Schadstoffe, die wir über die Jahre hinweg ansammeln, ins Fettgewebe einzulagern. Das schon angesprochene Bauchfett abzubauen, ist also einerseits sinnvoll. Anderseits können bei zu schnellen Radikaldiäten übermäßige Schadstoffe mobilisiert werden, in den Blutkreislauf gelangen und erneut Entzündungen fördern (Guarnotta V 2022; https://www.umweltbundesamt.de/, https://www.efsa.europa.eu/, Chevrier J et al. 2000).

Interessanterweise neigt der Körper dazu, Schadstoffe, die sich über Jahre hinweg angesammelt haben, in Fettgewebe einzulagern.

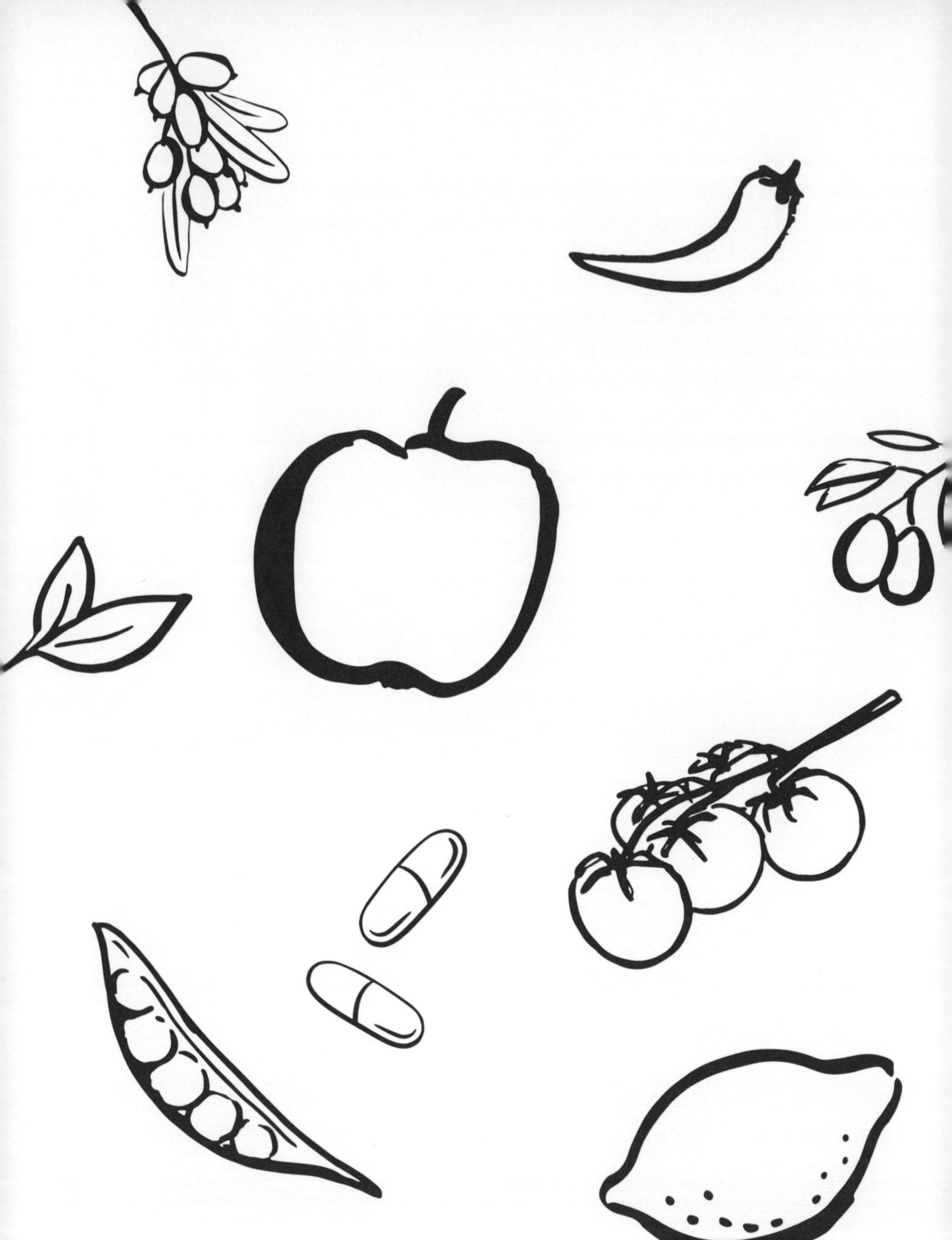

GUT MIT MIKRONÄHR-STOFFEN VERSORGT? WISSEN STATT RATEN!

Im ersten Kapitel haben Sie sich damit vertraut gemacht, wie ungünstige Kombinationen Ihrer Lebensmittel, Stress und chronische Entzündungen langfristig dazu führen können, dass bestimmte Nährstoffe nicht ausreichend aufgenommen werden. In diesem Abschnitt stelle ich Ihnen mehrere Werkzeuge vor, mit denen Sie Ihre Mikronährstoffversorgung und Ernährungsweise besser einordnen können. Sie erfahren auch, wann es ratsam ist, für eine Basisabklärung medizinische Profis hinzuzuziehen.

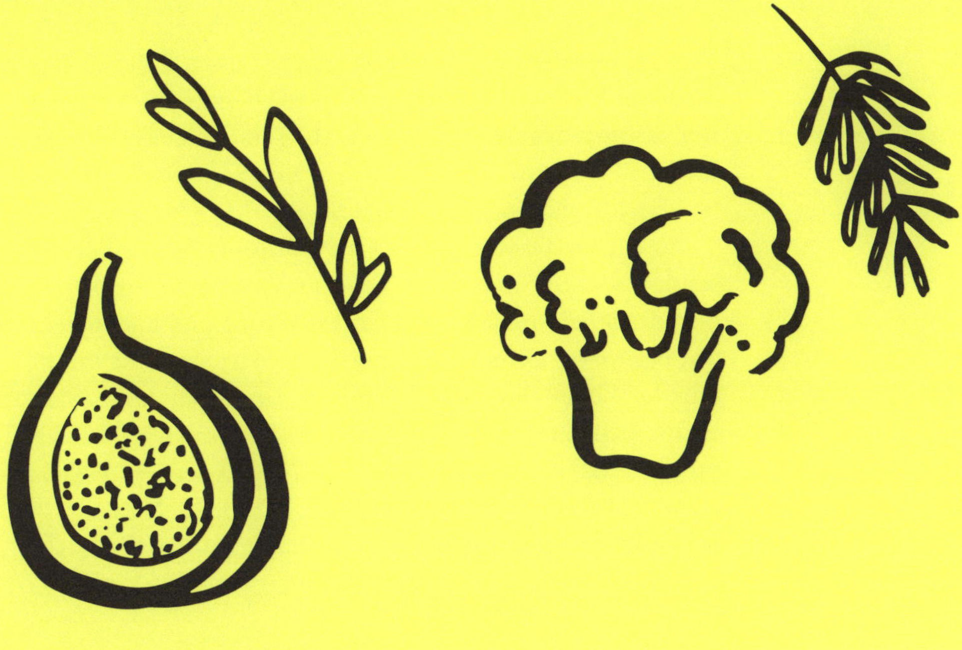

Mangel erkennen: Mikronährstoffdefizite identifizieren

> Neben einer ausgewogenen Ernährung ist die Bioverfügbarkeit der Nährstoffe wichtig.

Eine ausgewogene Ernährung besteht aus einer breiten Palette an Nahrungsmitteln und einer ausreichenden Menge an Gemüse, Obst, Eiweiß und gesunden Fetten. Darüber hinaus ist die Bioverfügbarkeit der Nährstoffe wichtig. Hierunter versteht man, wie gut ein Nährstoff von Ihrem Körper aufgenommen, transportiert und am Zielort genutzt werden kann. Ein Beispiel hierfür ist die Empfehlung, Eisen etwa aus Pseudogetreiden, Hülsenfrüchten oder Haferflocken mit säurehaltigen Lebensmitteln wie Obst oder einem frisch gepressten Orangensaft zu kombinieren. Das Vitamin C aus dem Obst sorgt dafür, dass das Eisen vermehrt aus dem Darm aufgenommen werden kann. Milchprodukte dagegen würden die Aufnahme hemmen, ebenso Kaffee oder Weißmehlprodukte.

Anders gesagt: Die Kombination etwa von Haferflocken und Obst schmeckt nicht nur gut, sie erhöht auch die Bioverfügbarkeit von Eisen. Eine Reihe von Küchentechniken wie Einweichen, Keimen, Fermentieren oder Erhitzen können die Verfügbarkeit von Mikronährstoffen ebenfalls günstig beeinflussen. Beispiel: Das Antioxidans Lycopin aus Tomaten hat eine bessere Bioverfügbarkeit, wenn Tomaten gekocht werden (z. B. Tomatensauce), denn Hitze bricht die Zellstrukturen auf, wodurch das Lycopin freigesetzt und leichter aufgenommen werden kann.

So viel zur Theorie, aber was ist uns Deutschen beim Essen besonders wichtig? Hierzu erscheint regelmäßig der Ernährungsreport des Bundesministeriums für Ernährung und Landwirtschaft. Seit Beginn der Befragungen im Jahr 2015 ist klar: Gut schmecken muss es! Bei 99 Prozent der Befragten zeigte sich dieses Bild auch bei der Befragung im Jahr 2022. Bei 89 Prozent wird auch der Gesundheitsaspekt hochgehalten, 72 Prozent verzehren täglich Gemüse und Obst. Parallel hat sich der Markt für Nahrungsergänzungsmittel in den letzten Jahren enorm vergrößert. Interessant ist, dass zeitgleich die DGE die Position vertritt, dass Deutschland kein Vitaminmangelland ist und die meisten ausreichend Vitamine über ihre Ernährung erhalten.

Tatsächlich sehen wir in den Arztpraxen praktisch keine echten Vitaminmangelkrankheiten mehr, wie etwa die Seefahrerkrankheit, die vielen als Skorbut bekannt ist. Seefahrern fielen früher aufgrund eines Mangels an Vitamin C die Zähne heraus, sie litten an Immunschwäche, Hautproblemen und anderen Beschwerden. Kam es zu keinem Ausgleich des Mangels, verstarben sie an Herzmuskelschwund oder nicht zu kontrollierenden Infektionen.

> Der Begriff einer vollwertigen oder ausgewogenen Ernährung kann irreführend sein und häufig überrascht es, was alles unter einer vermeintlich gesunden Ernährung verstanden wird.

Heutzutage ist die Frage nach den Stadien davor berechtigt: einer unzureichenden Versorgung, die zwar noch nicht das Vollbild einer Erkrankung darstellt, aber womöglich mit Befindlichkeitsstörungen einhergeht. Häufig kommen Patientinnen und Patienten mit genau dieser Frage zu mir, ob ihre Ernährung ausreichend abwechslungsreich im Sinne einer guten Mikronährstoffversorgung ist. Bei bestehenden Beschwerden wird häufig auch bereits ein Mangel befürchtet. Um die eigene Situation besser einordnen zu können, stelle ich Ihnen nun drei verschiedene Fragebögen vor, die sich in meiner praktischen Tätigkeit als Basis für das DIY-Programm und die Mikronährstoff-Fahrpläne bewährt haben.

Fragebogen allgemeine Warnsignale

Der erste Schritt im DIY-Programm für Energiegeladene ist, dass Sie überhaupt ein Gefühl dafür entwickeln, wie hoch die Wahrscheinlichkeit für einen Mikronährstoffmangel bei Ihnen ist. Bleiben wir noch einmal beim Beispielnährstoff Eisen. Gerade junge sportliche Frauen achten häufig auf eine betont pflanzliche Ernährung. Substanzen wie die Phytinsäure, aber auch sekundäre Pflanzenstoffe aus der Gruppe der Polyphenole, wie sie in Tee, Kaffee oder Kakao vorkommen, können die Eisenaufnahme senken (Gupta RK 2015, Grosso G 2014, Zijp IM 2000). Durch den bei hoher körperlicher Aktivität erhöhten Bedarf kann, im Zusammenspiel mit einem erhöhten Verlust bei starker monatlicher Regelblutung, eine Eisenunterversorgung auftreten. Wird dies rechtzeitig erkannt und der Eisenmangel behandelt, kann eine Blutarmut, die Eisenmangelanämie, vermieden werden. Problem ist häufig, dass viele betroffene Frauen Beschwerden wie Müdigkeit erst spät bemerken oder diese als normal nach dem Fitnesstraining ansehen.

In Europa sehen wir voll ausgeprägte Vitaminmangelkrankheiten quasi nicht mehr. Dennoch kann ein relevanter Mikronährstoffmangel vorliegen und lange Zeit unbemerkt bleiben.

Sie erinnern sich: Alle Mikronährstoffe greifen wie kleine Zahnräder in Ihrem Stoffwechsel ineinander. Es ist es daher kaum möglich, bestimmte Beschwerden konkret einzelnen Vitaminen oder Spurenelementen zuzuordnen. Der folgende Fragebogen soll Ihnen anhand der nicht immer eindeutig zuzuordnenden Warnsignale aber bewusst machen, dass sich hinter häufigen Zipperlein Mikronährstoffdefizite verbergen können. Dabei können sich auch unterschiedliche Ursachen hinter Ihren Beschwerden verbergen. Umso mehr lohnt es sich also, wenn Sie sich darin üben, auf die Signale Ihres Körpers zu hören.

Fragebogen ALLGEMEINE WARNSIGNALE

TRETEN BEI IHNEN EINZELNE ODER MEHRERE DER FOLGENDEN BESCHWERDEN REGELMÄSSIG AUF?	JA/NEIN
Müdigkeit	
Niedergeschlagenheit, Stimmungsschwankungen	
Konzentrationsstörungen	
Kopfschmerzen	
Haarausfall, brüchige Nägel	
Hautprobleme, langsame Wundheilung	
Schwierigkeiten, auf Stressreaktionen zu reagieren	
Infektanfälligkeit	
Schlafstörungen	

Auswertung
Treten mehrere Warnsignale aus dem Fragebogen gleichzeitig auf oder halten die Beschwerden bei Ihnen bereits länger als drei Monate an, sollten Sie diese ärztlich abklären lassen. In der Regel kann Ihr Arzt oder Ihre Ärztin Entwarnung geben, doch ist es spätestens jetzt an der Zeit, sich mit der eigenen Lebenssituation auseinanderzusetzen.

Kann es beispielsweise sein, dass Sie zuletzt viel Stress hatten, Mahlzeiten nur unterwegs eingenommen oder viel zu wenig geschlafen haben? Schauen Sie in diesen Situationen gerne im DIY-Programm im dritten Teil dieses Buches nach dem gezielten Mikronährstoff-Fahrplan bei hohem Stresslevel (ab Seite 146 sowie ab Seite 189). Sollten Sie leicht frieren und/oder es in Ihrer Familie Schilddrüsenerkrankungen geben, Sie sich als Frau in der Menopause oder als Mann in der Andropause befinden, kann auch der Mikronährstoff-Fahrplan für die Hormonbalance interessant für Sie sein (ab Seite 157 und 191).

Bei straffem Sportprogramm: Hatten Sie in der letzten Zeit häufiger Verletzungen oder die sprichwörtlichen Verschleißerscheinungen? Dann schauen Sie gerne nach dem gezielten Mikronährstoff-Fahrplan bei stillen Entzündungen (ab Seite 170 sowie ab Seite 192).

Fragebogen zur Darmgesundheit

Der Darm spielt eine besondere Rolle für Gesundheit und Wohlbefinden. Störungen in seinem komplexen System können Auswirkungen auf Ihr Immunsystem, Ihre mentale Gesundheit, die Nährstoffaufnahme und viele weitere Körperfunktionen haben. Vielen Menschen ist das auch bewusst, und häufig bekomme ich die Antwort, dass mit der Verdauung alles normal sei. Ich habe mir aber angewöhnt, dennoch genauer nachzuhaken, denn die „perfekte Wurst" des Stuhlgangs sollte beispielsweise täglich ohne Mühe an einem Stück in die Toilette gleiten, und sich auch gut wegspülen lassen. Sie sollten auch möglichst wenig Toilettenpapier benötigen und keine Toilettenbürste benutzen müssen. Die Farbe des Stuhlgangs sollte mittelbraun sein. Und es sollte beim Verlassen der Toilette nicht notwendig sein, das Fenster wegen intensiver Geruchsbelästigung aufzureißen.

Der folgende Fragebogen kann Ihnen helfen, sich einen noch besseren Überblick über Ihre Verdauung zu verschaffen und möglicher Beeinträchtigungen bewusst zu werden.

Fragebogen DARMGESUNDHEIT

BEANTWORTEN SIE DIE FOLGENDEN FRAGEN BITTE MIT JA ODER NEIN	JA/NEIN
Schlucken Sie Ihre Mahlzeiten runter, ohne ausreichend zu kauen?	
Merken Sie abends, dass Sie zu wenig über den Tag getrunken haben?	
Haben Sie Blut im Stuhl bemerkt? (Wenn ja, bitte umgehende ärztliche Vorstellung)	
Haben Sie wiederkehrende Schmerzen oder Krämpfe im Bauchbereich?	
Müssen Sie während oder direkt nach dem Essen aufstoßen?	
Gibt es einen Hinweis für Durchfall oder Verstopfung?	
Essen Sie nur wenige ballaststoffreiche Lebensmittel wie Gemüse und Vollkornprodukte?	
Essen Sie oft Zucker oder Zuckerersatzstoffe?	
Machen Sie selten Sport und sitzen tagsüber lange Zeit?	
Finden sich im Stuhl unverdaute Nahrungsbestandteile?	
Sind Nahrungsmittelunverträglichkeiten oder Allergien bekannt?	
Befinden Sie sich in einer stressigen Lebensphase?	
Nehmen Sie regelmäßig Schmerzmedikamente ein?	
Trinken Sie regelmäßig Alkohol?	
Haben Sie im letzten Jahr Antibiotika eingenommen?	
Haben Sie Säureblocker eingenommen?	
Leiden Sie unter Blähungen nach dem Essen?	
Leiden Sie an Juckreiz in der Genitalregion?	
Haben Sie Mundgeruch?	
Haben Sie eine verstopfte oder laufende Nase?	
Haben Sie nach dem Essen Herzrasen?	
Gibt oder gab es in Ihrer Familie Darmkrebsfälle oder Darmerkrankungen?	
Sind bei Ihnen Magen- oder Darmerkrankungen bekannt?	

Ein bekanntes Sprichwort: „Du bist, was du isst." Es sollte sinngemäß erweitert werden: „Du bist, was dein Darm aufnehmen kann."

Auswertung

Je mehr Fragen Sie bejaht haben und wenn zwei oder mehr Aussagen auf Sie zutreffen, desto intensiver sollten Sie an einer Verbesserung Ihrer Darmgesundheit arbeiten. Das gilt nicht für Ausrutscher, die auf Festen oder unterwegs schon mal passieren können. Wenn jedoch Symptome wie Aufstoßen, Blähungen oder Herzrasen regelmäßig nach dem Essen auftreten, sollten Sie ins Handeln kommen. Nutzen Sie neben dem erprobten Mikronährstoff-Fahrplan für eine gesunde Verdauung (ab Seite 120 sowie ab Seite 183) zur weiteren Ursachenforschung auch die Möglichkeit einer Stuhlanalyse, die Sie zu Hause durchführen können.

Wenn Sie nach dem Essen rasch wieder Appetit haben oder sich bei längeren Essenspausen zittrig fühlen oder womöglich nachts aufwachen und sich kaltschweißig fühlen: Dann schauen Sie gerne im DIY-Programm auch in den Mikronährstoff-Fahrplan für einen stabileren Stoffwechsel (ab Seite 134 sowie ab Seite 188). Sofern Sie in den letzten Jahren an Gewicht – vor allem in der Bauchregion – zugenommen haben, kann der Mikronährstoff-Fahrplan bei stillen Entzündungen sinnvoll für Sie sein (ab Seite 170 sowie ab Seite 192).

Grundsätzlich gilt: Bei wiederkehrenden bzw. andauernden Problemen ist eine ärztliche Vorstellung empfehlenswert.

Fragebogen zur Ernährungsweise

Spätestens seit der Coronapandemie rückte für viele Menschen durch den Wegfall vieler Freizeitaktivitäten der Fokus wieder mehr auf die eigene Gesundheit. Das war auch die Zeit, in dem Trackingtools an Popularität gewannen. Vereinfacht gesagt versteht man hierunter eine Software, die Daten über Ihr Verhalten sammelt, um dann Informationen anzubieten, was Sie verbessern können. So erinnert uns eine Smart Watch, das Handy oder auch die Waage daran, uns mehr zu bewegen, an der Schlafqualität zu arbeiten oder eben uns wieder bewusster zu ernähren.

Eine Studie der AOK bescheinigte circa 53 Prozent der Menschen eine problematische Ernährungskompetenz bzw. Fähigkeit, den eigenen Ess- und Ernährungsalltag selbstbestimmt, verantwortungsbewusst und genussvoll gestalten zu können. Es geht um eine Mahlzeitenplanung, die zu den individuellen zeitlichen und finanziellen Möglichkeiten passt, über die Auswahl günstiger Lebensmittel und deren schmackhafte Zubereitung. Auch soll der Genuss von Mahlzeiten nicht zu kurz kommen, wir sollten beispielsweise möglichst in Gesellschaft essen, damit wir auch langfristig an einer gesunden Ernährung dranbleiben (Kolpatzik K 2020).

Ich weiß nicht, wie es Ihnen geht, aber ich bin über die 53 Prozent in dieser Studie gestolpert. Wie kann es sein, dass jeder zweite Befragte rund ums Essen Probleme hat, obwohl uns durch vielfältige Medien und Informationskanäle besser denn je Wissen für eine ausgewogene Ernährung zur Verfügung steht? Ein Teil der Antwort könnte Sabotage heißen. Keine Sorge, ich meine damit Ihr Gehirn. Es ist nämlich immer daran interessiert, Energie zu sparen. Und da alles, was wir regelmäßig machen, uns weniger Entscheidungskraft kostet, ist es zunächst erwünscht von unserem Gehirn, dass gewohnte Verhaltensweisen so bleiben, wie sie sind.

An dieser Stelle setzt der folgende Ernährungsfragebogen in zweifacher Hinsicht an. Er hinterfragt einerseits automatisierte Abläufe und liefert Ihnen so einen raschen Überblick über aktuelle Ernährungsgewohnheiten. Andererseits können Sie mit Anwendung des Fragebogens auch Ihr Gehirn austricksen, indem Sie es neugierig machen. Der Fragebogen kann also Ihren Ehrgeiz wecken, etwas verändern zu wollen. Ich habe bewusst keine speziellen Ernährungsweisen wie Veganismus, eine ketogene Ernährung oder Eliminationsdiäten bei Nahrungsmittelunverträglichkeiten mit einbezogen. Hierzu braucht es viele Informationen, um nicht in einen Nährstoffmangel zu geraten.

Fragebogen ERNÄHRUNGSWEISE

BITTE KREUZEN SIE ALLE ANTWORTEN AN, DIE AUF SIE ZUTREFFEN	
Ihre Ausgangssituation (eine oder mehrere Antworten sind möglich oder es trifft keine der Aussagen auf Sie zu)	
Ich bin übergewichtig	1
Ich habe Diabetes mellitus	1
Ich habe Bluthochdruck und/oder einen hohen Cholesterinwert	1
Ich habe erhöhte Harnsäure oder schon einmal einen Gichtanfall erlitten	1
Wie sieht Ihr Frühstück aus?	
Cerealien wie Cornflakes oder gesüßte Müslimischungen	1
Selbstgemachtes Müsli oder Porridge aus Obst, Haferflocken, Nüssen, Kernen, Saaten	0
Rührei mit Gemüse	0
Brot oder Brötchen mit Käse oder süßem Aufstrich	1
Ich frühstücke nicht (intermittierendes Fasten)	0
Wie viele Portionen (Handvoll) Gemüse/Salat und Obst essen Sie täglich?	
5 oder mehr	0
4 Portionen	0
2 bis 3 Portionen	1
1 Portion oder weniger	1

Welche Öle und Fette verwenden Sie zum Anbraten?	
Natives Olivenöl	0
Raffiniertes Rapsöl	0
Sonnenblumenöl oder andere pflanzliche Öle	1
Butter	1
Kokosöl oder Ghee	0
Wie sieht Ihr Mittagessen aus?	
Meist esse ich eine selbst gekochte Mahlzeit (Fleisch, Hülsenfrüchte, Gemüse, Salat)	0
Meist esse ich einen Salat mit einer Eiweißbeilage (Ei, Hülsenfrüchte, Käse, Fleisch, Nüsse)	0
Meist nehme ich ein belegtes Brot/Brötchen mit Käse oder Wurst mit	1
Meist esse ich in der Kantine ein warmes Menü	1
Meist esse ich unterwegs (Fast Food, Bäcker, Metzger)	1
Ich lasse aus Zeitmangel häufig das Mittagessen aus	1
Haben Sie oft Essattacken und sind auf der Suche nach einem Riegel oder ähnlichem?	
Ja	1
Nein	0
Wie sieht Ihr Abendessen aus?	
Meist esse ich eine selbst gekochte Mahlzeit (Fleisch, Hülsenfrüchte, Gemüse, Salat)	0
Meist esse ich einen Salat mit einer Eiweißbeilage (Ei, Hülsenfrüchte, Käse, Fleisch, Nüsse)	0
Meist esse ich ein belegtes Brot mit Käse oder Wurst	1
Meist bestelle ich mir etwas (Fast Food, Restaurant, Pizza, Döner)	1
Ich esse nicht zu Abend (intermittierendes Fasten)	0

▶▶

Snacken Sie zwischen den Mahlzeiten oder nach dem Abendessen? (z. B. Obst, Joghurt, Nüsse, Kekse, Schokolade)	
Ja	1
Nein	0
Sehr selten, bei besonderen Anlässen	0
Wie oft essen Sie Süßigkeiten?	
Selten	0
Täglich eine kleine Portion	0
Mehrmals pro Tag oder eine große Portion	1
Wie ist Ihr Essverhalten?	
Ich esse eher schnell	1
Ich esse langsam und nehme mir die Zeit	0
Ich esse vorm Fernseher oder Bildschirm	1
Ich esse aus Frust, Langeweile, Stress bzw. zur Beruhigung	1
Was und wie viel trinken Sie täglich?	
Ich trinke mindestens 1,5 Liter täglich ungesüßte Getränke (Wasser, ungesüßter Tee)	0
Ich trinke weniger als einen Liter täglich	1
Ich trinke täglich gesüßte Getränke (Limonade, Softgetränke, Säfte)	1
Ich trinke täglich mindestens fünf Tassen Kaffee	1
Wie oft trinken Sie alkoholische Getränke?	
Selten oder gar nicht	0
Nur am Wochenende, dann aber viel	1
Dreimal in der Woche mehr als ein Glas	1
Täglich ein Glas	1

Wussten Sie schon, dass nicht nur Übergewicht, sondern auch Nahrungsmittelunverträglichkeiten zu stillen Entzündungen führen können?

Auswertung
Zählen Sie am Rand die Punkte der angekreuzten Felder zusammen.

0 bis 3 Punkte
Ihre Ernährung scheint sehr ausgewogen zu sein. Sie achten auf eine gute Lebensmittelauswahl und auf ausgewogene Mahlzeiten. Machen Sie weiter so, denn es lohnt sich!

4 bis 6 Punkte
Sie machen sich Gedanken über Ihre Ernährung. Vielleicht gelingt es Ihnen, einige Sünden mit Sport wieder auszugleichen. Trotzdem ist Ihre Ernährung nicht ideal. Probieren Sie aus, über eine Woche Ihr persönliches Ernährungssymptomtagebuch zu schreiben (s. Seite 71), um herauszufinden, wie Sie Ihre Ernährung besser balancieren können.

7 und mehr Punkte
Es wird Zeit, dass Sie sich mit dem Thema Ernährung näher befassen, um die präventive Superkraft der Mikronährstoffe besser nutzen zu können. Auch das DIY-Programm für Energiegeladene kann Ihnen wertvolle Unterstützung bieten. Schauen Sie sich doch einmal den Mikronährstoff-Fahrplan für einen stabileren Stoffwechsel (ab Seite 134 sowie ab Seite 188) an. Sollten Sie unter hoher Belastung stehen und dauerhaft gestresst sein, können auch die Mikronährstoff-Fahrpläne bei hohem Stresslevel (ab Seite 146 sowie ab Seite 189) und gegen stille Entzündungen (ab Seite 170 sowie ab Seite 192) wichtige Impulse für Ihre Mikronährstoffversorgung liefern.

Tipp: Zu Beginn einer Ernährungsumstellung ist es oft sinnvoll, eine professionelle Ernährungsberatung hinzuzuziehen. Diese wird häufig sowohl von den gesetzlichen Krankenkassen als auch vielen privaten Versicherungen bezuschusst. Es lohnt sich also, im individuellen Fall bei den Kassen nach entsprechenden Angeboten zur Prävention oder für eine Ernährungstherapie zu fragen.

Und noch ein Aspekt: Wenn Sie sich auf eine Ernährungsumstellung richtig gut vorbereiten, entstehen oft ganz automatisch neue Gewohnheiten. Plötzlich befinden Sie sich etwa frische Beeren pflückend auf einem Erdbeerfeld, besuchen einen Biobauernhof in der Umgebung oder die Gemüseabteilung im Supermarkt auf der Suche nach neuen Sorten. Vielleicht können Sie sich auch gemeinsam mit Freunden oder Familienmitgliedern zusammentun und über Ihre Erfolge auf dem Weg zu einer ausgewogenen Ernährung austauschen. Apropos: Beim Thema der Ausgewogenheit gehen die Vorstellungen meist weit auseinander. Auch sind die Anforderungen an das tägliche Essen vielschichtig und erfordern beispielsweise mit Blick auf Ihre Arbeitssituation oder die unterschiedlichen Wünsche der Familie eine gute Planung.

Damit Sie ein ungefähres Gefühl für offiziell empfohlene Mengen bekommen, habe ich Ihnen die Empfehlungen der Deutschen Gesellschaft für Ernährung e. V. (DGE) im Kasten aufgeführt.

Tägliche Empfehlungen der DGE

- mindestens drei Portionen Gemüse (ca. 400 g) und zwei Portionen Obst (ca. 250 g)
- eine Portion getrocknete Hülsenfrüchte wie Bohnen, Linsen oder Kichererbsen (ca. 70 g roh oder 125 g gegart)
- eine Portion Nüsse, Ölsaaten oder Trockenfrüchte (ca. 25 g können eine Portion Obst am Tag ersetzen)
- mindestens 30 g Ballaststoffe aus Vollkornprodukten, Gemüse, Hülsenfrüchten und Obst oder Kartoffeln
- Milch und Milchprodukte
- Mahlzeiten mit Eiern ergänzen (bei Cholesterinproblemen insgesamt vorsichtiger damit umgehen, anderenfalls spricht an fleischfreien Tagen nichts gegen 1 Ei für die Eiweißzufuhr)
- ein- bis zweimal pro Woche Fisch
- nicht mehr als 300 bis 600 g Fleisch pro Woche

Ernährungstagebuch und nützliche Apps

Um sich selbst einen genauen Überblick über die eigene Ernährungsweise und Mikronährstoffversorgung zu schaffen, sind verschiedene Apps oder ein Tagebuch geeignet. Für welche Vorgehensweise Sie sich auch entscheiden: Wichtig ist, dass Sie in jedem Fall ehrlich zu sich sind! Wie viel Obst, Gemüse, Vollkornprodukte, Proteinquellen und gesunde Fette landen wirklich auf Ihrem Teller, und in welchem Verhältnis? Sie sollten auch darauf achten, wie viel zuckerhaltige, verarbeitete Lebensmittel oder Fast Food Sie regelmäßig zu sich nehmen. Nicht zuletzt ist die Frage nach dem Größenumfang Ihrer Mahlzeiten sowie nach dem Auslöser des Essens wichtig.

Neben der Menge und Zubereitungsart macht die Vielfalt der Lebensmittel und deren Qualität eine gesunde Ernährung aus.

Es macht einen Unterschied, ob Sie einen ehrlichen Hunger empfinden oder vielmehr aus Stress, Langeweile, Traurigkeit oder zur Belohnung essen. Notieren Sie bitte alles! Auch den Keks im Meeting oder den großen Cappuccino nachmittags im Café oder die Chips auf der Couch. Nur so können Sie ein Bewusstsein für die eigenen Ernährungsgewohnheiten schaffen und Probleme identifizieren, die möglicherweise zu bestehenden Beschwerden beitragen. Nahrungsergänzungsmittel, die Sie einnehmen, sollten in Ihrem Ernährungssymptomtagebuch ebenfalls berücksichtigt werden.

Tipp: Verbraucherinnen und Verbraucher sind auf der sicheren Seite, solange die Empfehlungen des Bundesinstituts für Risikobewertung (BfR) bei der täglichen Einnahme eingehalten werden: In der Regel haben glücklicherweise viele Nahrungsergänzungsmittel einen weiten Sicherheitsbereich, sodass es nicht zu Überdosierungen kommen kann, solange Sie sich an die Einnahmeempfehlungen der Hersteller halten. Mitunter kommt es jedoch durch die Kombination unterschiedlicher Produkte zu Überdosierungen, die prinzipiell gesundheitsgefährdend sein können (BfR Höchstmengenvorschläge 3/2021, BMEL Verbraucherzentrale 3/2021). Mehr Informationen zu Nahrungsergänzungsmitteln finden Sie im DIY-Programm im dritten Teil dieses Buches.

Ernährungssymptomtagebuch führen: So geht's!

Um ein klares Bild über Ihre Mikronährstoffversorgung zu erhalten, würde ich immer dazu raten, das klassische Ernährungssymptomtagebuch um Symptome zu erweitern, die über den Tag verteilt auftreten. Dabei spielt es zunächst keine Rolle, ob Sie die Beschwerden direkt in den Zusammenhang mit der Nahrungsaufnahme bringen können (z. B. Blähungen, Bauchgluckern oder Bauchschmerzen) oder ob diese eher unspezifisch sind (z. B. Kopfschmerzen, Verspannungen, Herzklopfen). Suchen Sie sich für das Führen Ihres Ernährungssymptomtagebuchs eine durchschnittliche Woche heraus. Auch wenn Urlaub für solch ein Projekt zunächst einladender wirkt, würde das wahrscheinlich weniger Ihren tatsächlichen Alltag beschreiben, und darauf kommt es schließlich an.

Gerade das Snacken zwischendurch, oft mit industriell verarbeiteten Produkten, sorgt für viele Probleme in der Verdauung und mit dem Stoffwechsel.

Ich frage meine Patientinnen und Patienten immer gerne, was sie genau vor einer Woche gegessen haben. Die meisten können sich nicht mehr daran erinnern, und genau hier setzt die Fleißarbeit an: Durch das Aufschreiben werden heimlich eingeschlichene Muster wieder bewusst. Die Darstellungsform in Ihrem Tagebuch ist nicht ausschlaggebend, doch bietet sich für eine bessere Übersichtlichkeit eine tabellarische Aufzählung an. Nutzen Sie jeweils eine Spalte für das Datum, die Uhrzeit, die Menge und die Beschreibung, was Sie gegessen bzw. getrunken haben. Dazu notieren Sie in einer weiteren Spalte, ob bzw. wann Beschwerden aufgetreten sind.

Vorab sollten Sie sich Gedanken über die Mengenangaben machen. Beispiel: Eine Tasse als Menge anzugeben, ist oft zu ungenau, denn eine Tasse kann zwischen 100 ml und 300 ml variieren. Damit eine genaue Protokollierung erfolgen kann, hilft die Verwendung einer Küchenwaage. Auch die Angabe, ob fettreduzierte Produkte verwendet wurden, ist relevant. Idealerweise geben Sie auch an, ob die Pizza selbst gemacht wurde (Einzelzutaten aufschreiben) oder eine Tiefkühlvariante gewählt wurde. Und: Zu bestimmten

Uhrzeiten zugeführte Wassermengen sollten ebenfalls notiert werden.

Wie schon erwähnt, besteht neben dem Protokollieren auf Papier auch die Möglichkeit, nutzerfreundliche Apps zu verwenden, die normalerweise über eine große Datenbank an Nährstoffinformationen und Kalorienangaben verfügen. Zusätzlich wird die Eingabe häufig erleichtert, indem Sie den Barcode der verwendeten Lebensmittel einscannen können. Nachdem Sie alle verwendeten Lebensmittel und Getränke eingegeben haben, berechnet die App dann automatisch alle verzehrten Kalorien und Nährstoffe für Sie und bereitet die Daten grafisch auf.

Tipp: Bei Apps gibt es kostenfreie Einstiegsmodelle oder Varianten, die zusätzlich Dienste gegen eine Gebühr anbieten. Diese sind besonders empfehlenswert, wenn Sie sich mit Referenzwerten noch nicht so gut auskennen. Eine Auswahl bekannter Apps sind beispielsweise: Noom Coach, Lifesum, Yazio, FDDB oder My Fitness Pal. Wenn Sie sich für eine smarte Küchenwaage entscheiden, die beim Wiegen Nährwerte von Lebensmitteln automatisch berechnet, können Sie diese in der Regel ebenfalls mit einer App verbinden. Eine weitere Möglichkeit, Ihre Nährstoffaufnahme optimal zu verfolgen.

Darum arbeitet die Schulmedizin kaum mit Mikronährstoffen

Ich möchte Ihnen gerne zwei Szenarien vorstellen, die Ihnen helfen werden, das Thema besser zu verstehen. Zum einen geht es um das Verständnis von Zielwerten. Für jeden Wert ermitteln Labore sogenannte Referenzbereiche, diese sind also ein statistisches Maß. Solange sich Ihre Werte innerhalb der Werte von 95 Prozent der untersuchten Vergleichspersonen befinden, gelten sie als normal, was Ihr Arzt oder Ihre Ärztin wiederum als unauffällig übersetzt. Erst dann, wenn Ihre Werte entweder zu den 2,5 Prozent oberhalb oder unterhalb dieses Grenzbereichs gehören, gelten sie als auffällig und es wird weitere Diagnostik veranlasst. Ein einziger auffälliger Laborwert bedeutet allerdings noch nicht, dass Sie krank sind. Andersherum garantieren Werte im Normalbereich nicht, dass Sie sich wohlfühlen.

Die in Laboren angegebenen Grenzbereiche sind ein statistisches Abbild der Versorgung in der Allgemeinbevölkerung und daher recht weit gefasst.

Das Problem bei der reinen Betrachtung von Laborwerten ist, dass hierbei das Individuum – der Mensch in seiner Ganzheit mit seiner Lebenssituation und möglichen Stressoren – nicht berücksichtigt wird. Nach meiner Erfahrung fühlen sich die meisten Patientinnen und Patienten erst dann richtig wohl, wenn die Mikronährstoffe und Hormone sich in einem Optimalbereich befinden. Bei denen, die mit einer Erschöpfung zu mir kommen, ist dies zumeist nicht der Fall. Auch dann nicht, wenn die beim Hausarzt zuvor ermittelten Laborwerte unauffällig waren. Das heißt, der individuelle Optimalbereich kann sich unter Umständen außerhalb des Normbereichs befinden. Denn anders als definierte Norm- bzw. Referenzwerte sind Optimalbereiche Erfahrungswerte, die für jeden Nährstoff unterschiedlich sind – umfassend zusammengetragen aus unterschiedlichen Studien.

Der zweite Aspekt: Das gesetzliche Krankenkassensystem gibt gewisse Regeln vor. Dabei werden in der Schulmedizin Nahrungsergänzungsmittel wie Vitamin D, Eisen, Vitamin B12 oder Selen mitunter begleitend zu medikamentösen Therapien eingesetzt. Sie dürfen allerdings erst dann ärztlich verordnet werden, wenn sich die betreffenden Laborwerte außerhalb des Referenzbereichs befinden. Verordnet die Kassenärztin, der Kassenarzt oder das Krankenhaus die Mittel dennoch, besteht die Gefahr einer Wirtschaftlichkeitsprüfung nach §§106 des Sozialgesetzbuch V (SGB V). Demnach müssen verordnete Leistungen ausreichend, zweckmäßig und wirtschaftlich sein und dürfen das Maß des Notwendigen nicht überschreiten (§12 SGB V). Jede Kassenarztpraxis wird anhand der entsprechend geschlüsselten Krankheiten bezahlt, und leider nicht für eine gute Aufklärungsarbeit, die auch wesentlich mehr Zeit benötigen würde. Wahrscheinlich könnten viele Patientinnen und Patienten ihre Ärztinnen und Ärzte besser verstehen, wären sie über solche Kostenfaktoren informiert.

Häufig übersehene Defizite

Wer seinen Mikronährstoffstatus im Blut bestimmen lassen möchte, muss die Messung einiger Vitamine und Spurenelemente aus der eigenen Tasche bezahlen. Die gesetzlichen Krankenkassen bieten ab dem 18. Lebensjahr zwar einen Check-up zur Früherkennung von Krankheiten an, diese Vorsorgeleistungen sehen die Bestimmung von Mikronährstoffen jedoch nicht vor. Da diese also mit Kosten verbunden ist, fragen Sie sich vielleicht zu Recht, wie häufig Nährstoffdefizite denn überhaupt vorkommen. Hierzu wurde im Zeitraum November 2005 bis Januar 2007 die zweite Nationale Verzehrsstudie (NVS II) in Deutschland zur Ernährungssituation von Jugendlichen und Erwachsenen erhoben: Daten zu Lebensmittelverzehr, Einkaufsverhalten, Kochfertigkeiten und vieles andere mehr. Vereinfacht gesagt, wurde die Frage beantwortet, wie man in Deutschland isst.

Eine wichtige Erkenntnis war, dass wir uns oft einseitig ernähren, dadurch an Mikronährstoffdefiziten leiden – und diesbezüglich offensichtlich nur wenig Problembewusstsein haben. Zum Zeitpunkt der Erhebung waren über die Hälfte der Erwachsenen übergewichtig. Die Versorgung mit pflanzlichen Lebensmitteln, insbesondere Gemüse, lag unter den offiziellen Empfehlungen der DGE. Für Folsäure, Vitamin D, Eisen und Jod zeigten sich Defizite, die sich alters- und geschlechterabhängig teils unterschieden.

Darüber hinaus sollte allerdings auch die Frage gestellt werden, was wir konkret essen. Die Zufuhr einiger wichtiger Mikronährstoffe wie Selen wurde beispielsweise in der NVS II nicht erhoben. Während die Böden in den USA einen guten Selengehalt aufweisen, sind die Böden in Deutschland sowie vielen anderen Ländern

Europas selenarm. Das wirkt sich nach Aussagen der DGE wiederum auf den Selengehalt pflanzlicher Lebensmittel aus. Tierfutter darf in der europäischen Union mit Selen angereichert werden, weswegen tierische Produkte zur Selenversorgung beitragen können.

Mehr und mehr wird allgemein akzeptiert, dass es sinnvoll ist, den Vitamin-D-Spiegel im Blut bestimmen zu lassen.

Paranüsse haben einen besonders hohen Selengehalt, weisen andererseits laut dem Bundesamt für Strahlenschutz (BfS) eine besonders hohe radioaktive Belastung auf. Es wird allgemein empfohlen, nicht mehr als eine bis drei Paranüsse pro Tag zu konsumieren, auch um eine Überdosierung von Selen zu vermeiden. Dabei sollte auch beachtet werden, dass die genaue Selenmenge in den Nüssen je nach Herkunft variieren kann. Unterm Strich sehe ich häufig Selenwerte, die weit entfernt vom präventivmedizinischen Optimalbereich von 140 bis 160 µg/l im Vollblut sind. Zu bedenken bleibt, dass Selen an einer Vielzahl überlebenswichtiger Funktionen beteiligt ist. Als wichtigste sind die Aktivierung der Schilddrüsenhormone, die antioxidativen und hierüber entzündungshemmenden sowie regulierende Eigenschaften beim Zellwachstum zu nennen.

Ein weiteres Problem stellt die Gruppe der Nahrungsmittelunverträglichkeiten dar. In diesen Fällen muss die Frage gestellt werden, ob es überhaupt möglich ist, ausreichend gesunde Nahrungsmittel zu essen bzw. über den Darm aufzunehmen. All diese Punkte verdeutlichen, dass eine unzureichende Mikronährstoffversorgung durchaus existieren kann, in der Realität aber häufig übersehen wird.

Selbsttestmöglichkeiten für zu Hause

Warum sollten Sie zusätzliche Mikronährstoffe auf eigene Kosten bestimmen lassen? Und können im Markt angebotene Blut- und Speichelselbsttests zu diesem Zweck ihr Versprechen halten? Kurz vorab zur Erinnerung: Mikronährstoffdefizite sind real und verstecken sich häufig hinter Befindlichkeitsstörungen! Viele dieser

Mikronährstoffe werden aber aus den geschilderten Gründen nicht in der Routine der Hausarztpraxis überprüft. Wird durch die Defizite nun eine kritische Anzahl von Zellen geschädigt, kann es infolgedessen zusätzlich zu Funktionsstörungen und Organschäden kommen. Deshalb ist es so wichtig und sinnvoll, frühzeitig aktiv zu werden.

Blutselbsttests sind beispielsweise bei Patientinnen und Patienten mit Diabetes bekannt. Damit besteht die Möglichkeit, den Blutzucker selbst mehrfach am Tag zu bestimmen. Liegt der gemessene Wert nicht im definierten Zielbereich, können die durch die betreuende Praxis geschulten Patienten ihre Medikamentendosierung selbstständig zu Hause anpassen. Parallel erfolgen regelmäßige Arztbesuche, um sicherzustellen, dass der Therapieverlauf zufriedenstellend verläuft.

Unser Gesundheitsbewusstsein steigt, und immer mehr Menschen interessieren sich für die eigene Versorgung mit Mikronährstoffen. Laut dem Gesundheitsbericht 2022 des Bundesministeriums für Ernährung und Landwirtschaft (BMEL) kochen 46 Prozent der Deutschen täglich, statt zu Fast Food zu greifen. Wer einen Schritt weitergehen möchte, wird sich also auch in diesem Fall automatisch mit der Möglichkeit von Selbsttests beschäftigen. Grundsätzlich gilt: Achten Sie auf vertrauenswürdige Hersteller. Auch kann ein Test nur dann sinnvoll sein, wenn Sie wissen, welche Information Sie erhalten möchten und welche Fehlerquellen möglich sind.

> Wer sichergehen möchte, dass er optimal mit Mikronährstoffen versorgt ist, hält sich an den pragmatischen Ansatz: Messen – Machen – Messen (Kontrollieren).

Marktunterschiede in der Qualität von Selbsttests gibt es auch hinsichtlich deren Auswertung. Ein Beispiel: Besonders gängig ist die Selbstbestimmung des Vitamin-D-Spiegels aus dem Blut. Hierfür erhält man vom jeweiligen Hersteller ein Testkit mit Anleitung zur Probenentnahme und den benötigten Utensilien. Mithilfe einer kleinen Lanzette wird Blut aus der Fingerbeere auf ein Papier übertragen. Wenn Sie so einen Test machen, müssen Sie darauf achten, dass der Finger nicht zu sehr gedrückt wird, um eine Verdünnung der Probe mit Gewebewasser zu vermeiden. Anschließend wird alles verpackt und an das medizinische Labor versendet.

Gut standardisierten Selbsttests sind im Sinne der persönlichen Vorsorge und frühzeitigen Erkennung möglicher Gesundheitsprobleme durchaus sinnvoll.

Solche gut standardisierten Selbsttests sind im Sinne der persönlichen Vorsorge und frühzeitigen Erkennung möglicher Gesundheitsprobleme durchaus sinnvoll. Bekannte Anbieter mit einer großen Produktpalette sind beispielsweise Cerascreen oder Medivere. Andere Firmen wie Zinzino oder Norsan haben sich bewusst auf Selbsttests zum Thema Omega-3-Fettsäuren spezialisiert.

Tipp: Wer nicht weit von einem Labor wohnt, kann auch diese Variante wählen. Viele Labore bieten direkt den Service an, Mikronährstoffe und Hormone vor Ort analysieren zu lassen. Der Vorteil ist, dass hierbei ein sehr guter Standard garantiert wird und man mit den Ergebnissen nicht allein gelassen wird. Die Auswertung erfolgt innerhalb einer Sprechstunde, in der auch mögliche Nahrungsergänzungen vorgeschlagen werden. Gute Anbieter finden Sie im Anhang (s. Seite 193).

Wie Sie optimale Laborwerte erreichen

Wenn Sie sich trotz eines guten Lebensstils erschöpft fühlen, gibt es verschiedene Möglichkeiten, Ihre Gesundheit selbst in die Hand zu nehmen. Im DIY-Programm ab Seite 89 finden Sie fünf erprobte Mikronährstoff-Fahrpläne, um Dauermüdigkeit mit der Superkraft der Mikronährstoffe zu decodieren. In allen Fahrplänen geht es um konkrete Antworten auf die Fragen was, wann und wie Sie essen sollten und auch um die situative Zufuhr von Nahrungsergänzungsmitteln.

In diesem Abschnitt möchte ich Sie zunächst dafür sensibilisieren, dass jeder Körper ein wenig anders auf Mikronährstoffe reagiert. Zu Beginn einer therapeutischen Mikronährstoffversorgung müssen auch die Expertinnen und Experten anhand der Laborwerte abschätzen, welche Menge der betreffende Patient oder die betreffende Patientin eines bestimmten Mikronährstoffs aufgrund des individuellen Risikoprofils benötigen wird. Dass fixe Mikronährstoffdosen und ein Generalrezept für alle nach dem Prinzip „one fits all" praktisch unmöglich sind, erklärt sich zudem über folgende Aspekte:

- Jeder Mensch ist in seiner Genetik einzigartig und hat somit unterschiedliche Bedürfnisse.
- Jeder Mensch stellt sich unter einer gesunden Ernährung etwas anderes vor.
- Jeder Mensch ist anderen Belastungen ausgesetzt. Je mehr Belastungen gleichzeitig bestehen, desto höher ist die Wahrscheinlichkeit, dass es auf funktioneller Ebene zu Veränderungen kommt. Dazu gehören auch regelmäßig eingenommene Medikamente.
- Besteht ein nachweisbarer Mikronährstoffmangel, wird es schwierig, diesen nur durch Ernährungsmaßnahmen auszugleichen.
- Unsere Nahrungsmittelquellen sind zum Teil sehr belastet. Gerade bei Empfehlungen hinsichtlich des Fischkonsums sollte das Problem der Schwermetallbelastung nicht vernachlässigt werden. Hochwertige Nahrungsergänzungsmittel können durch aufwendige technische Verfahren Schwermetalle größtenteils entfernen und weisen diese darüber hinaus auch aus.
- Viele Menschen leiden unter Verdauungsstörungen und nehmen Mikronährstoffe unterschiedlich gut oder schlecht auf.
- Es braucht Zeit und ein gutes Durchhaltevermögen. Wer nach wenigen Wochen der Nahrungsergänzung bereits aufgibt, hat vielleicht seine persönliche Gesundheitschance verpasst.

Jeder Mensch ist in seiner Genetik einzigartig und hat somit unterschiedliche Bedürfnisse.

Wichtig: Je komplexer die persönliche Vorgeschichte und individuelle Bedingungen sind, desto sinnvoller ist es, eine Therapeutin bzw. einen Therapeuten hinsichtlich der Interpretation der Ergebnisse durchgeführter Selbsttests und für die Ableitung notwendiger Maßnahmen (z. B. eine Nahrungsergänzung) hinzuzuziehen.

Wann Ärztinnen und Therapeuten mit ins Boot sollten

Wie schon beschrieben, können Sie mithilfe einer Vielzahl verschiedener Tests, Geräte und Apps Ihre Fitness und Gesundheit sowie Ihren Lebensstil bis zu einem gewissen Grad selbst überwachen. Da dieser freie Markt insbesondere für Selbsttests enorm wächst, wird die richtige Auswahl nicht einfacher, insbesondere, wenn es um die korrekte Auswertung geht. Natürlich ist die Entscheidung, eine auf Mikronährstofftherapie spezialisierte Therapeutin oder einen Therapeuten hinzuzuziehen, individuell und von den persönlichen Bedürfnissen und Zielen abhängig.

Wenn Sie selbst motiviert hinsichtlich Ihrer Gesundheit sind oder berufsbedingt gar über Vorkenntnisse verfügen, können Sie sich viel Wissen selbst aneignen. Nehmen wir das Beispiel Vitamin D: Hier wird der präventivmedizinische Optimalbereich zwischen 75 und 200 nmol/l (40 bis 60 ng/ml) angegeben. Liegen Sie unter diesem Optimalwert, können Sie selbstständig beginnen, ein Vitamin-D-Präparat einzunehmen. Der sogenannte UL-Wert (*tolerable upper intake level,* engl. = tolerierbare obere Aufnahmemenge) liegt bei 100 µg Vitamin D täglich, das entspricht 4.000 Internationalen Einheiten (IE). Selbst bei einer täglichen Daueranwendung bis zu dieser Dosis befinden Sie sich demnach in einem sicheren Bereich, der von der Europäischen Behörde für Lebensmittelsicherheit (EFSA) definiert wird.

Steigt aber nun Ihr Vitamin-D-Wert im Blut dennoch nur unzureichend, kann das daran liegen, dass Sie Vitamin D beispielsweise nicht richtig einnehmen. Als fettlösliches Vitamin sollte es nicht nüchtern, sondern immer zu einer Mahlzeit eingenommen werden, die auch eine kleine Menge Fett enthält. Zudem können zu Beginn Ihrer Nahrungsergänzung mit Vitamin D für einen gewissen Startzeitraum auch höhere Dosen benötigt werden, um in den Zielbereich zu gelangen. Hierbei ist auch eine ausreichende Versorgung mit Cofaktoren zu beachten, also weitere Vitamine und Mineralstoffe, die ihrerseits die Verwertung von Vitamin D unterstützen, darunter Magnesium, Vitamin K2, Vitamin A, Zink oder Bor.

Wenn Sie sich fachlich auskennen und erreichen dennoch nicht den angestrebten Zielbereich, können seltene Ursachen wie eine Rezeptorblockade dafür verantwortlich sein. Ich denke, Sie sehen an diesem Beispiel, wohin ich Sie führen möchte: Auch wenn Sie sehr vieles selbst für sich in die richtigen Bahnen lenken können, wird die professionelle Begleitung Ihrer Mikronährstofftherapie umso ratsamer, je komplexer Ihre persönliche Vorgeschichte hinsichtlich möglicher Vorerkrankungen, Ihres Lebensstils, Stresslevels und so weiter ist. Auch hier gilt: Eine Patentempfehlung gibt es nicht. Umso mehr möchte ich Sie einladen, in dieser Frage auch Ihrer Intuition zu vertrauen und dem Gespür, dass Sie allein einfach nicht mehr weiterkommen.

> Je komplexer die persönliche Vorgeschichte ist, desto eher sollten Sie sich professionelle Hilfe suchen.

Beispielsweise starte ich bei der Therapie mit Mikronährstoffen mit einer Dosis X, kontrolliere zeitnah die Werte und schätze anhand der Werte den aktuellen Bedarf ab. Entsprechend wird die Dosis wieder angepasst, wieder kontrolliert und so weiter. Es ist also ein schrittweises Vorgehen der individuellen Einstellung, bei der ich begleite.

Nach einer oft zunächst turbulenten Phase – je nachdem, wie deutlich vorhandene Defizite ausgeprägt waren – spielt sich das System dann meist in den optimalen Bereichen ein, und dann müssen auch die Kontrollen nicht mehr so engmaschig durchgeführt werden. Was ich interessanterweise beobachte, ist, dass das Befinden häufig den Laborwerten folgt. Je optimaler die Werte eingestellt sind, desto besser fühlen sich die meisten. Insbesondere dann, wenn der aufgeladene Mikronährstofftank mit Lebensstilfaktoren wie ausgewogener Ernährung, Bewegung, Schlafhygiene und so weiter kombiniert wird. Auf diese Weise wird der Weg freigeräumt für das Erreichen der persönlichen Gesundheitsziele.

> Je optimaler die Werte meiner Patientinnen und Patienten eingestellt sind, desto besser fühlen sich die meisten.

Wie finde ich einen geeigneten Ansprechpartner?
Diese Frage zu beantworten, ist nicht ganz einfach, denn nicht jeder Hausarzt oder jede Fachärztin hat sich auf diesem Gebiet weitergebildet. Im Medizinstudium werden die Themen Ernährung und Mikronährstoffe sogar auf nur wenige Stunden beschränkt. Hinzu kommt, dass die ausführliche ärztliche Beratung nicht extra von den Krankenkassen honoriert wird, sodass auf ärztlicher Seite wenig Interesse an einer Informationsvermittlung in diesem Themenbereich besteht.

Lassen Sie sich daher auch von Pauschalaussagen nicht verunsichern, wenn Sie Ihren Arzt oder Ihre Ärztin auf Ihre Mikronährstoffversorgung ansprechen. Aussagen wie: „Das bringt alles nichts, außer einen teuren Urin“, sollten Ihnen vielmehr ein Indiz und Motivation dafür sein, sich einen geeigneten Ansprechpartner zu suchen. Dies können beispielsweise Medizinerinnen und Mediziner mit Fortbildungen in den Bereichen Ernährungsmedizin, Präventionsmedizin, orthomolekulare Therapie, Mikronährstofftherapie oder funktioneller Medizin sein. Darüber hinaus gibt es Therapeutinnen anderer Fachdisziplinen sowie Heilpraktiker, die sich auf dem Gebiet der Mikronährstoffe fortgebildet haben und Sie entsprechend beraten können.

Der Check-up der Krankenkassen beinhaltet neben der Anamnese und körperlichen Untersuchung die Bestimmung des Blutbildes, von Blutzucker und Gesamtcholesterin sowie eine Urinuntersuchung.

Basisabklärung: Das Laborprofil vom Profi

Die Basisabklärung im Labor spielt eine entscheidende Rolle bei der Diagnose und Überwachung von Krankheiten sowie hinsichtlich der Bewertung des allgemeinen Gesundheitszustands. Gezielte Laboruntersuchungen liefern wichtige Informationen über verschiedene Aspekte des Körpers, einschließlich Blutchemie, Hormonspiegel, Entzündungsmarker, Immunstatus und vielem mehr.

Wer schon einmal einen Laborbogen gesehen hat, der weiß, dass endlose Bestimmungen erhoben werden können. Sie erinnern sich: Nicht alle Werte werden auch von den gesetzlichen Krankenversicherungen bezahlt. Und: Die Werte können nur dann gute Antworten liefern, wenn die Fragestellung richtig war. Einfach so loszumessen, macht also wenig Sinn. Zusätzlich muss ich als Expertin oder Experte wissen, welche Mikronährstoffe sich wo im Blut oder Körpergewebe befinden. Es ist nämlich nicht nur entscheidend, was gemessen wird, sondern auch, wo eine Messung erfolgt.

Vollblutmessung versus Serumanalyse

Bei der Vollblutmessung wird das gesamte Blut mit den roten Blutkörperchen, den Blutplättchen und Gerinnungsfaktoren verwendet, während bei einer Messung im Blutserum die Zellen zuvor entfernt wurden. Prinzipiell können für die Mikronährstoffdiagnostik beide Herangehensweisen genutzt werden. Das Serum ist beispielsweise bei größtenteils zellunabhängigen Mikronährstoffen wie dem an der Energiegewinnung beteiligtem Molybdän oder Vitamin D völlig ausreichend. Bei Mikronährstoffen wie Magnesium, Mangan oder Zink sollte jedoch aufgrund ihrer Verteilung vor allem im Zellinneren besser im Vollblut gemessen werden.

Vollblutmessungen bilden im wahren Wortsinn das gesamte Blut ab.

Während Vollblutmessungen den Gesamtversorgungsstatus anzeigen können, erhält man bei einer Messung im Serum keine Informationen darüber, wie viel des betreffenden Stoffs in den Zellen gespeichert ist. Da der Körper die Stoffkonzentrationen im Blut so lange wie möglich konstant halten möchte, ist also mit Veränderungen im Blutserum erst nach erfolgter Erschöpfung der Speicher in den Zellen zu rechnen. Das heißt auch: Finden sich im Serum keine Veränderungen, kann dennoch bereits ein Mangel auf Zellebene vorliegen, der Befindlichkeitsstörungen wie beispielsweise muskuläre Verspannungen, Schlafstörungen oder Konzentrationsstörungen erklären kann. Lassen sich bereits im Serum Mikronährstoffdefizite nachweisen, ist zudem davon auszugehen, dass bereits seit längerer Zeit eine Unterversorgung in den Zellen besteht (Löffler BM 2020).

Tipp: So wichtig schulmedizinische Laborwerte auch sind, sie schlagen erst an, wenn auf Organebene ein Problem vorliegt. Meiner Meinung nach sollte eine Vorsorge viel früher ansetzen – nämlich auf Zellebene. Dazu ein Vergleich: In Ihrem Auto springt die Warnleuchte an, *bevor* der Motor streikt. Nur so haben Sie die Chance, noch rechtzeitig zu handeln und in die Werkstatt zu fahren, bevor ein Schaden eintritt. Sollte das für unseren Körper nicht mindestens ebenso gelten?

Meine symptomorientierte Laborempfehlung

Schilddrüse

- TSH
- fT3 (Trijodthyronin)
- fT4 (Thyroxin)
- Reverses rT3
- Antikörper gegen Thyreoglobulin, Thyreoidale Peroxidase, TSH-Rezeptor
- Gesamteiweiß, Ferritin, Selen im Vollblut, Jod im Urin

Nebennieren

- Cortisol im Serum
- DHEA-S im Serum

Ovar bzw. Hoden

- Östradiol im Serum
- Progesteron im Serum
- Freies Testosteron im Serum

Stuhlanalyse

- pH-Wert
- Verdauungsrückstände (Kohlenhydrate, Eiweiß, Fett)
- Alpha-1-Antitrypsin
- Calprotektin
- Zonulin
- Sekretorisches IgA

Urinuntersuchung

- Serotonin im Urin
- Dopamin im Urin
- Noradrenalin im Urin
- Adrenalin im Urin
- GABA (Gamma-Aminobuttersäure) im Urin
- Glutamat im Urin

Ergänzende Werte bei Stoffwechselproblemen und stillen Entzündungen

- Nüchterninsulin
- Interleukin-6 und TNF-alpha
- Wide range CRP
- ADMA
- Homocystein
- Omega-3-Index
- Vitamin D

„Wer viel misst, misst Mist“

Beim sogenannten großen Blutcheck erhalten Sie in der Regel Informationen über Ihr Blutbild (rote und weiße Blutkörperchen, Blutplättchen und Hämatokrit, also den Anteil der Zellbestandteile im Verhältnis zum gesamten Blutvolumen), über die Blutsalze (Natrium, Kalium, Calcium) Leber- und Nierenwerte (GOT, GPT, GGT, AP, Kreatinin), Bauchspeicheldrüsenwerte (Amylase, Lipase), Entzündungswerte (CRP, LDH, CK), den Blutzucker (Nüchternglukose oder der Langezeitzuckerwert HbA1c), die Fettwerte (Triglyceride, Gesamtcholesterin, LDL- und HDL-Cholesterin) und einen Schilddrüsenwert (TSH).

Ich erinnere mich noch an einen Oberarzt, der uns Medizinstudierenden mit vielsagender Miene verkündete: „Wer viel misst, misst Mist.“ Sinngemäß wollte er uns vermitteln, dass wir uns bei der Diagnostik und Therapie nicht nur auf Laborwerte verlassen sollten, sondern den Menschen als Ganzes wahrnehmen sollen. Dabei ist besonders das ärztliche Gespräch, die Anamnese, wertvoll, um uns auf die richtige Spur bei der Suche nach der sprichwörtlichen Nadel im Heuhaufen zu bringen. Zudem gibt es Werte, die sich bereits nach nur einer schlecht geschlafenen Nacht ins Ungute verändern können.

Sie erinnern sich an das Dilemma der Schulmedizin und die fehlende Zeit in einer herkömmlichen Sprechstunde. Doch es geht um Sie als Individuum, das (allein schon aufgrund seiner Genetik) einzigartig ist und sich in unterschiedlichen Lebensphasen befindet. Häufig erklärt sogar erst der Blick auf Umweltfaktoren gewisse Umstände, die auf dem Blatt Laborpapier zunächst anscheinend keinen Sinn ergaben. Wichtig ist auch, dass die Blutentnahme immer zu gleichen Bedingungen stattfindet. Meine Empfehlung ist, sie möglichst immer nüchtern am frühen Vormittag durchzuführen, um die Verlaufskontrollen besser vergleichbar zu machen und möglichst viele Störfaktoren auszuschließen.

Medizinische Werte und ihr Optimalbereich

Im Folgenden gehe ich auf wesentliche präventivmedizinische Werte ein, die möglichst im genannten Optimalbereich einzustellen sind und Ihnen vorsorglich dabei helfen sollen, in jeder Lebensphase über eine hohe Lebensqualität zu verfügen. Wenn Sie sich darum kümmern, haben Sie bereits großartige Arbeit geleistet. Da manche der hier vorgestellten Werte nur über ein Labor bestimmt werden können, empfehle ich, dass Sie dort je nach Ihrer persönlichen Situation als der interessierte und informierte Patient auftreten. Bitten Sie freundlich in der Sie betreuenden Praxis um die Abnahme solcher Werte. Die Kosten für folgende Basiswerte belaufen sich je nach Labor auf um die 200 Euro.

Homocystein (Spezialröhrchen je nach Labor) < 8 µmol/l

Ein erhöhter Homocysteinspiegel im Blut wird mit einem erhöhten Risiko für Herzkreislauferkrankungen und andere gesundheitliche Probleme in Verbindung gebracht.

ADMA im Serum (asymmetrisches Dimethylarginin) 0,3 bis 0,5 µmol/l

Asymmetrisches Dimethylarginin ist eine natürlich vorkommende Substanz im Körper, die hemmend auf die Produktion von Stickstoffmonoxid (NO) wirkt. Erhöhte Blutwerte können mit einer Gefäßfunktionsstörung und einem erhöhten Risiko für Herz-Kreislauf-Erkrankungen in Verbindung gebracht werden.

Vitamin D im Serum 75 bis 200 nmol/l (40 bis 60 ng/ml)

Die bekannte fettlösliche Verbindung kann der Körper über Sonneneinstrahlung auf der Haut selbst bilden oder über die Nahrung aufnehmen. Vielfältige Funktionen im Körper werden durch Vitamin D mitbeeinflusst.

Ferritin im Serum Frauen 70 bis 150 ng/ml, Männer 100 bis 200 ng/ml

Ferritin ist ein Protein, das in den Zellen vorkommt und als primärer Speicher für Eisen im Körper dient. Der Ferritinspiegel im Blut gibt Aufschluss über die Eisenreserven des Körpers und kann bei der Diagnose von Eisenmangel oder Eisenüberladung helfen. Bei Entzündungen kann das Ferritin noch normal oder erhöht erscheinen, obwohl die Eisenspeicher nicht gefüllt sind.

CRP im Serum < 5 mg/l (hochsensibles CRP < 0,5 mg/l)

Dieser Wert ist bei Entzündungen, Infektionen oder Gewebeschäden erhöht.

Selen im Vollblut 140 bis 160 µg/l

Selen ist für zahlreiche biologische Prozesse notwendig und spielt als Bestandteil von Selenoproteinen eine Rolle in der Antioxidationsabwehr, der Schilddrüsenfunktion und der DNA-Synthese.

Omega-3-Index in der Erythrozytenmembran > 8 Prozent

Dieser Index gibt den Anteil der Omega-3-Fettsäuren EPA und DHA in den roten Blutzellen an und dient als Maß für die langfristige Zufuhr dieser essenziellen Fettsäuren. Ein höherer Omega-3-Index wird mit einem geringeren Risiko für Herzkreislauferkrankungen in Verbindung gebracht.

Um Ihre Erfolge zu erfassen, sammeln Sie am besten alle Untersuchungsergebnisse während der Verlaufskontrollen (zu Beginn nach drei bis sechs Monaten). Ihre Ärztin oder Ihr Arzt kann Ihnen auch detailliert Fragen beantworten, was die Werte genau bedeuten bzw. welche Schlüsse für Ihre individuelle Situation hieraus zu ziehen sind. Ein schriftlicher Therapieplan hilft beim Therapieerfolg.

DAS DIY-PROGRAMM: 5 ERPROBTE MIKRO-NÄHRSTOFF-FAHRPLÄNE FÜR MEHR ENERGIE

Bis hierhin haben Sie viele Einblicke in die Grundlagen der Mikronährstoffe, deren gesundheitliche Vorteile sowie moderne Möglichkeiten der Diagnostik gewonnen. Jetzt geht es los mit dem Do-it-yourself-Programm und Ihrer Mikronährstofftherapie. Hierzu finden Sie auf den nächsten Seiten fünf erprobte Mikronährstoff-Fahrpläne, die die relevanten Energie-Player in Ihrem Organismus optimal unterstützen helfen. Dazu gebe ich Ihnen allgemeine Ratschläge, von denen Sie für sich zusätzlich ausprobieren können, was am besten zu Ihrer Lebenssituation passt.

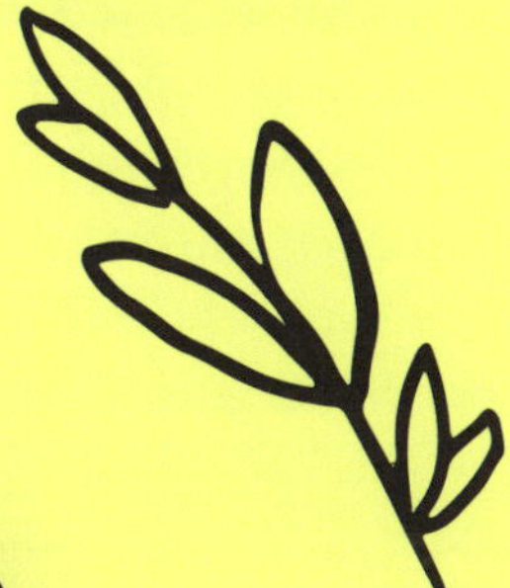

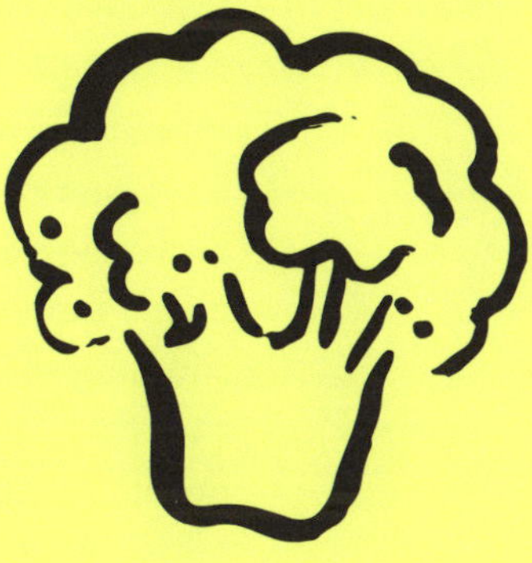

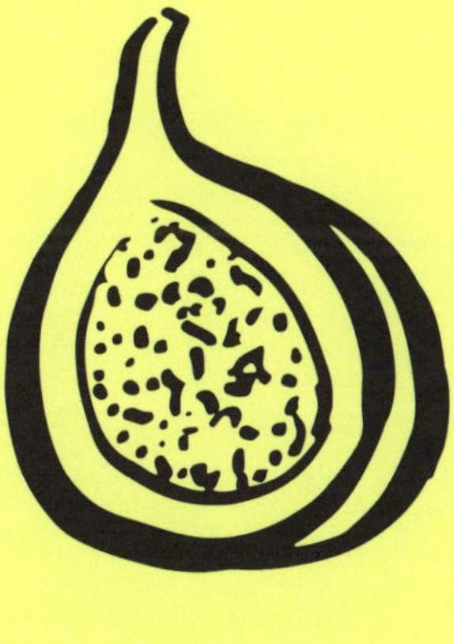

„Die reinste Form des Wahnsinns ist es, alles beim Alten zu belassen und zu hoffen, dass sich etwas ändert."
Albert Einstein

So funktioniert das DIY-Programm

Ich kann nicht oft genug betonen, dass Hand in Hand mit einer optimalen Mikronährstoffversorgung der Lebensstil zentral für Gesundheit und Wohlbefinden ist. Neben der Ernährung gehören auch regelmäßige Bewegung, ein gelassener Umgang mit herausfordernden Situationen und guter Schlaf zu den Säulen für mehr Lebensenergie. Wer also glaubt, sein schlechtes Gewissen bezüglich des eigenen Lebensstils allein mit Vitaminen, Mineralien und Spurenelementen beruhigen zu können, hat die Problematik nicht verstanden. Ich sage das bewusst sehr deutlich, denn es geht auch im DIY-Programm immer um die Kombination Ihres guten Lebensstils mit einer bedarfsgerechten Mikronährstoffergänzung. Einfach nur das Gießkannenprinzip anzuwenden oder präventive Effekte bei zu geringen Dosen zu erwarten, ist unrealistisch, wie teilweise auch die Ergebnisse kritischer Studien belegen (Bolland MJ 2018).

Schritt 1: Ihr Lebensstil hat Einfluss

Die Basis ist immer ein guter Lebensstil.

In den nächsten Abschnitten werde ich zunächst darauf eingehen, was Sie grundsätzlich machen können, um Ihren körpereigenen Mikronährstofftank mithilfe der Ernährung, ausreichend Bewegung und Entspannung täglich optimal zu unterstützen. In einem separaten Abschnitt erfahren Sie dann, wie es Ihnen nach der ersten Phase der Begeisterung gelingen kann, auch wirklich dranzubleiben – und zwar, ohne sich selbst zu überfordern. Auch allgemeine Empfehlungen, worauf bei der Wahl von Nahrungsergänzungsmitteln und hinsichtlich deren Qualität generell zu achten ist, habe ich Ihnen übersichtlich zusammengestellt, sodass Sie bei Bedarf immer wieder diesen Ratgeber zurate ziehen und gezielt nachschlagen können.

Schritt 2: Ihre 5 Mikronährstoff-Fahrpläne

Nach den alltäglichen Lebensstilmaßnahmen stelle ich Ihnen für jeden der fünf Energie-Player Ihres Organismus, die Sie im ersten Kapitel kennengelernt haben, einen gezielten Mikronährstoff-Fahrplan ausgerichtet auf jene Nährstoffe vor, deren Unterversorgung in der jeweiligen Situation häufig mit Müdigkeits- und Erschöpfungsbeschwerden einhergeht.

1. **Mikronährstoff-Fahrplan für eine gesunde Verdauung (Seite 120)**
2. **Mikronährstoff-Fahrplan für einen stabileren Stoffwechsel (Seite 134)**
3. **Mikronährstoff-Fahrplan bei hohem Stresslevel (Seite 146)**
4. **Mikronährstoff-Fahrplan für die Hormonbalance (Seite 157)**
5. **Mikronährstoff-Fahrplan bei stillen Entzündungen (Seite 170)**

Wegweiser: DIY-Programm für Energiegeladene

Auswahl wichtiger Warnsignale neben Erschöpfung und bedenkliche Situationen bezüglich Mikronährstoffdefiziten

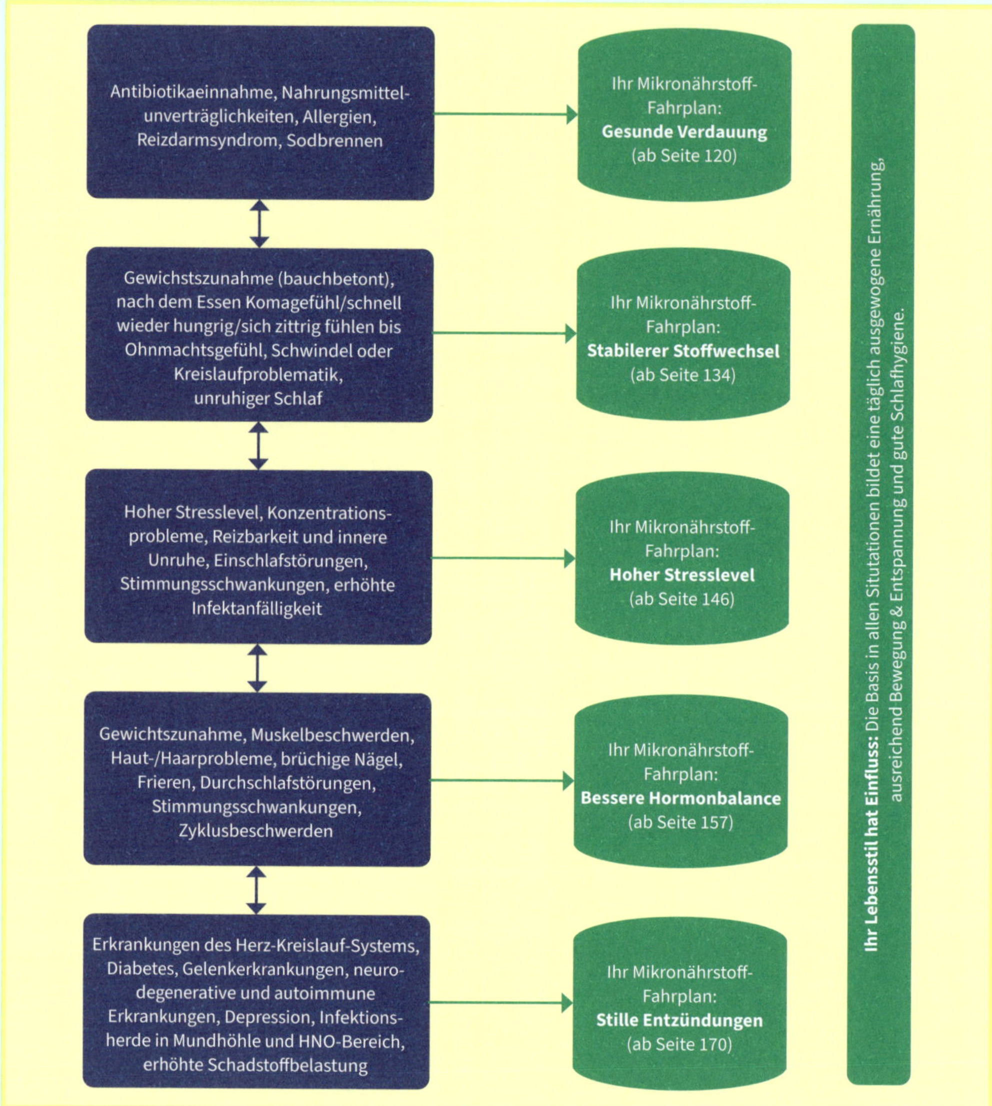

Viele der in diesem Wegweiser aufgeführten Symptome können sich in verschiedenen Zusammenhängen zeigen. Ebenso sind je nach persönlicher Situation und Vorerkrankungen verschiedene Mikronährstoff-Fahrpläne parallel geeignet. Sie erinnern sich: Alle Systeme innerhalb Ihres Organismus greifen wie bei einem Mobile ineinander. Nutzen Sie die Hinweise in den jeweiligen Fahrplankapiteln, um herauszufinden, was Ihnen persönlich besonders guttut und Ihre Situation zu verbessern hilft. Insbesondere bei bereits bestehenden Erkrankungen sollten Sie die jeweiligen Maßnahmen in Zusammenarbeit mit Ihren Ärztinnen und Ärzten bzw. hinsichtlich etwaiger schulmedizinischer Therapien abstimmen.

Bei jedem dieser Fahrpläne bekommen Sie viele Informationen, welche Pflanzenstoffe und Nahrungsmittel Sie essen sollten und wie Sie mit kritischen Substanzen in der Ernährung umgehen können. Auch geeignete Nahrungsergänzungsmittel werden aufgeführt. Ziel ist es also, Ihre Mikronährstoffversorgung in der konkreten Situation wieder besser ins Gleichgewicht zu bringen, damit Sie energievoll durch Ihren Alltag gehen können. Für die praktische Umsetzung beinhaltet jeder Fahrplan auch ein einfaches Rezept, das Sie sofort nachmachen können.

Alles für den guten Start

Womöglich haben Sie bereits eine schleichende Abnahme Ihrer Leistungsfähigkeit bemerkt, und durch eine allmähliche Entleerung Ihrer Mikronährstoffspeicher ist es zu einer Verlangsamung Ihres Stoffwechsels gekommen. Vielleicht hat Ihre Ärztin oder Ihr Arzt auch bereits auf erste Veränderungen hingewiesen, wie beispielsweise erhöhte Blutdruckwerte, erhöhte Cholesterin- oder Zuckerwerte. Ich möchte Sie unabhängig davon mit der Erkenntnis motivieren, dass Sie mithilfe einer Lebensstilverbesserung und Mikronährstoffoptimierung dennoch sehr viel für sich erreichen können.

Aus eigener Erfahrung weiß ich, dass viele Patienten sich oft bei einer neu diagnostizierten Krankheit wie aus dem Nichts emotional wie erschlagen fühlen. Häufig wird das Gefühl beschrieben, dass es seit dem Moment der Diagnose nur bergab ging. Tatsächlich treten manche Krankheiten oft nach einer akuten und plötzlichen Belastung auf. Diese kann sich als psychische Stresssituation darstellen, durch einen Infekt oder auch Unfall. Die Situationen und Ereignisse sind individuell vielfältig. Nicht selten gehen einem Akutereignis bereits auch Veränderungen in Form von Gewebeschäden voraus, die mitunter lange Zeit nicht entdeckt worden sind.

Funktionelle Störungen lassen sich häufig positiv beeinflussen.

An dieser Stelle ist zu unterscheiden: Während eine funktionelle Veränderung der Gefäße durchaus positiv beeinflusst werden kann, sieht es bei Veränderungen der Gewebestruktur anders aus. Ich möchte Ihnen zur Verdeutlichung das Beispiel eines Herzinfarkts geben. Mir ist bewusst, dass dies ein extremes Beispiel ist, aber so werden Sie verstehen, was ich meine: In den bei einem Herzinfarkt nur mangelhaft mit Sauerstoff versorgten Gebieten kann sich Narbengewebe ausbilden. Dieses wird sich auch durch eine gezielte Mikronährstofftherapie leider nicht wieder in das ursprüngliche Gewebe zurückverwandeln können. Es gibt also viele Situationen, in denen es nicht um Vorsorge oder Wiederherstellung des Ursprungszustandes geht, sondern vielmehr darum, dass keine weitere Verschlechterung des Krankheitsbildes auftritt. Dass eine notwendige Therapie gut eingestellt und möglichst frei von Nebenwirkungen ist – dass also der oder die Betroffene eine für diese bestimmte Situation bestmögliche Lebensqualität gewinnt.

Die Superkraft der Mikronährstoffe wird häufig in ihrer vorbeugenden Funktion mittel- und langfristig unterschätzt. Genau hier setzt auch dieser Ratgeber an. Bei bereits bestehenden gesundheitlichen Einschränkungen werden aber oft auch unrealistische Erwartungen geschürt. Es ist völlig klar, dass sich große Enttäuschung einstellt, werden sich diese nicht zeitnah erfüllen. Meine

Bitte ist daher an Sie: Überfordern Sie sich selbst nicht, indem Sie Ihr komplettes Leben kurzfristig auf den Kopf stellen wollen. Bleiben Sie mit Blick auf Ihre aktuelle Lebensphase und Situation auch realistisch. Bitte haben Sie bei alledem Vertrauen, denn ich darf Ihnen auch verraten: Häufig ist es nicht der eine große Schritt, sondern es sind viele kleine Schritte, die uns nachhaltig zu unserem persönlichen Ziel tragen.

Richtig essen ist gar nicht so schwer

Sie kennen wahrscheinlich diese sympathische Einladung zu einer natürlicheren Ernährungsweise: „One apple a day keeps the doctor away!" Im Prinzip geht es darum, Ihren Körper mit nährstoffreichen und gesunden Lebensmitteln zu versorgen, und den Verzehr von verarbeiteten Lebensmitteln möglichst zu reduzieren. Optimalerweise sollte Ihr Essen Sie also mit vielen Vitaminen, Mineralstoffen und Spurenelementen versorgen, genau das ist jedoch in unserer modernen, von Stress und Fast Food geprägten Gesellschaft oft eine Herausforderung.

Mehr Ausgewogenheit ist aber gar nicht so schwer wie oft gedacht. Eine einfache Formel bringt es auf den Punkt: Verzichten Sie größtenteils auf Zucker, Transfette (industriell gehärtete Fette beispielsweise in Fertiggerichten, Pommes, Pizza, Croissants und andere Backwaren oder Chips), Alkohol und Produkte mit vielen Zusatzstoffen, und: Essen Sie nicht zu viel, mit Genuss und dann, wenn Sie wirklich Hunger haben.

> Ein wichtige Regel lautet: Essen Sie nicht zu viel, mit Genuss und dann, wenn Sie wirklich Hunger haben.

Da Ernährungswissenschaften sehr komplex sind, entwickelten einige Wissenschaftler der *Harvard T.H. Chan School of Public Health* zusammen mit der *Harvard Medical School* den sogenannten gesunden Teller (deutsche Version unter: https://www.hsph.harvard.edu/nutritionsource/healthy-eating-plate/translations/german/, letzter Zugriff: 21.07.2023). Dieser dient der Orientierung, wie sich eine ausgewogene Mahlzeit zusammenstellen lässt. Dazu wird die mengenmäßige Verteilung der Grundbausteine Pro-

Mit dem gesunden Teller wird es Ihnen leichter fallen, gesündere Lebensmittelentscheidungen zu treffen.

teine, Kohlenhydrate und Fette grafisch in Form eines Esstellers dargestellt. Demnach sollte der halbe Teller aus Gemüse und Obst bestehen, ein Viertel des Tellers aus Proteinen, und der Rest möglichst aus qualitativ hochwertigen Kohlenhydraten (z. B. Vollkornprodukte). Gute Fette sollten überwiegend über die genannten Rubriken an Nahrungsmitteln auf dem Teller zugeführt werden. Schauen wir uns diese kurz der Reihe nach an.

Power der Superstars: Gemüse und Obst

Wir lernen schon als Kinder, dass Gemüse und Obst gesund sind, was aber ist ihr Geheimnis? Zu nennen ist einmal ihre Nährstoffdichte. Das heißt, obwohl sie uns mit nur wenig Kalorien belasten, strotzen sie vor Vitaminen, Mineralstoffen und Spurenelementen. Besonders interessant sind die enthaltenen sekundären Pflanzenstoffe, darunter viele natürliche Farbstoffe, die Obst und Gemüse die Farbvielfalt des Regenbogens verleihen und die viele gesundheitsfördernde Wirkungen haben. Weiterhin enthält Pflanzenkost reichliche Ballaststoffe, ein Leckerbissen für Ihre Darmbewohner.

Tipp: Versuchen Sie, Gemüse und Obst möglichst regional und saisonal zu bekommen, da reif geerntete Waren einen höheren Mikronährstoffgehalt haben. Bei Rohkost bleiben mehr der hitzeempfindlichen Vitamine erhalten, dennoch dürfen Sie gerne einen Teil auch gedünstet oder gekocht verzehren. So werden beispielsweise einzelne Inhaltsstoffe wie das Betakarotin aus Karotten oder das Lycopin aus Tomaten erst durch Erwärmen aufgeschlossen und damit auch deutlich besser aufgenommen. Zudem vertragen viele Menschen Rohkost am Abend nicht so gut.

Ausreichend Eiweiß aus unverarbeiteten Produkten

Die Herkunft eines Produktes kann für die Qualität entscheidend sein. Sowohl bei Fleisch als auch Fisch gibt es deutliche Unterschiede hinsichtlich Haltung und Fütterung. Achten Sie auf Bioqualität. Weiderinder mit Grasfütterung verfügen beispielsweise auch über eine günstige Fettzusammensetzung. Beim Fisch sind kleinere Salzwasserfische wie Anchovis, Heringe, Makrelen und Sardinen ein gutes Beispiel, da sie in der Regel eine geringere Quecksilberbelastung haben als etwa Raubfische, die an der Spitze der Nahrungskette stehen (z. B. Thunfisch, Königsmakrele, Heilbutt, Hai oder Zander).

Eine Alternative sind pflanzliche Eiweißlieferanten wie Nüsse, Kerne, Saaten, Samen oder Pilze. Bei Vegetariern sind zudem Eier aus guter Aufzucht eine gesunde Alternative zu Fleisch- und Fischprodukten. Auch Eiweiß aus Hafer ist sehr empfehlenswert.

Tipp: Bevorzugen Sie möglichst unverarbeitete Lebensmittel. Wie wäre es gleich morgens mit einem frischen Müsli, das Sie selbst aus Haferflocken, Leinsamen und Nüssen herstellen? Dazu passen frische Früchte oder Trockenobst. Bis auf wenige Ausnahmen stellen dagegen gekaufte Müslis in der Regel Zuckerbomben mit langen Zutatenlisten und vielen Zusatzstoffen dar.

Hochwertige Kohlenhydrate aus vollem Korn

Der größte Teil der Kohlenhydrate sollte aus Vollkornquellen stammen, wie z. B. Vollkornbrot, brauner Reis, Quinoa, Haferflocken und Vollkornpasta. Diese Lebensmittel sind reich an Ballaststoffen, Vitaminen und Mineralien. Auch wenn Weißbrot und Co. gut schmecken, sie sind fast ausschließlich leere Kalorienlieferanten und können den Blutzucker schnell ansteigen lassen.

> Auch wenn Kohlenhydrate oft in der Kritik stehen, sind sie wichtige Lieferanten von Mikronährstoffen, Ballaststoffen und Energie.

Ein Wort zur Kartoffel: Sie ist sehr stärkehaltig und kann ebenfalls den Blutzuckerspiegel erhöhen. Isst man sie jedoch in Maßen und beherzigt die Empfehlungen im Mikronährstoff-Fahrplan für Ihren stabileren Stoffwechsel (ab Seite 134 sowie ab Seite 188), ist sie durchaus eine sinnvolle Alternative.

Hülsenfrüchte sind übrigens sowohl eine gute Quelle für Proteine als auch für Kohlenhydrate. Zudem glänzen sie durch ihren hohen Ballaststoffanteil. Dadurch steigt der Blutzuckerspiegel nur langsam an. Leider haben einige Menschen Schwierigkeiten beim

Verdauen von Hülsenfrüchten, was zu Blähungen oder Magenbeschwerden führen kann.

Tipp: Einweichen und gründliches Kochen kann diese Effekte nach dem Verzehr von Hülsenfrüchten oft mindern. Zuckerhaltige Getränke sollten hingegen unbedingt vermieden werden.

Ran ans Fett: Welche sind gut, welche ungünstig?

Gute Fette stecken, wie oben beim gesunden Teller schon erwähnt, bereits in vielen der bis hierhin beschriebenen Lebensmittel, z. B. in Samen und Saaten, Nüssen, Fleisch und Fisch. Damit Sie zusätzlich einen Überblick über gute und ungünstige Fette haben, zähle ich kurz die wichtigsten Vertreter auf: Zu unterscheiden sind gesättigte und ungesättigte Fettsäuren. Erstere kommen häufig in tierischen Produkten wie Fleisch, Wurst und Milchprodukten vor. Als pflanzlicher Vertreter ist auch das Fett der Kokosnuss zu nennen.

In der Gruppe der einfach ungesättigten Fettsäuren ist das bekannte Olivenöl ein klassischer Vertreter bzw. die darin vorkommende Ölsäure. Diese ist mindestens als stoffwechselneutral und damit unbedenklich einzustufen. Einen geringeren Anteil machen die mehrfach ungesättigten Fettsäuren aus, wobei einige der positiven Wirkungen des Olivenöls hauptsächlich auf die enthaltenen Polyphenole, also die sekundären Pflanzenstoffe, zurückzuführen sind.

In der Gruppe der mehrfach ungesättigten Fettsäuren werden den sogenannten Omega-3-Fettsäuren entzündungshemmende und gesundheitsfördernde Eigenschaften zugesprochen. Demgegenüber gelten die Omega-6-Fettsäuren eher als entzündungsfördernd. Daher kommt es bei diesen mehrfach ungesättigten Fettsäuren auf ein gutes Verhältnis zueinander an. Meist führt dies in der Ernährungswissenschaft zu der Empfehlung, weniger Omega-6-Fette zu essen, die vor allem in Fertigprodukten und Pflanzenölen wie Distel-, Maiskeim- und Sonnenblumenöl vorkommen.

Die Omega-3-Fettsäuren stecken vor allem in fettigen Salzwasserfischen und Algen, außerdem in den schon empfohlenen Lein- wie auch Hanfsamen, Walnüssen oder Avocados.

Tipp: Bis heute gibt es in der Wissenschaft zwei unterschiedliche Lager, die darüber diskutieren, ob die gesättigten Fettsäuren sich ungünstig oder letztlich gar nicht auf unsere Gesundheit auswirken. Aus meiner Sicht liegt eines der Hauptprobleme eher darin, dass gesättigte Fettsäuren in vielen Fertigspeisen, Fast Food und Süßigkeiten vorkommen, die zweifelsohne nicht in großen Mengen verzehrt werden sollten.

Richtige Zubereitung macht den Unterschied

Auch hier ist die Umsetzung aber wieder einfacher als oft gedacht. Die einfachste Regel lautet: Holen Sie Ihren Kochtopf wieder hervor, und verstauen Sie dafür die Bratpfanne im Schrank möglichst weit hinten – zumindest dann, wenn Sie bevorzugt mit der Bratpfanne in der Küche hantieren. Im Gegensatz zum Kochen oder Dämpfen entsteht beim Anbraten von Lebensmitteln eine hohe Hitze, wodurch leider verschiedene chemische Reaktionen stattfinden und auch schädliche Verbindungen gebildet werden können. Beispiel: Braten Sie stärkehaltige Lebensmittel wie Kartoffeln oder Getreideprodukten bei hohen Temperaturen an, kann die chemische Verbindung Acrylamid entstehen, die als möglicherweise krebserregend gilt und im Tierversuch mit bestimmten Krebsarten in Verbindung gebracht wurde.

Beim Anbraten oder Grillen können sich weiterhin sogenannte heterozyklische aromatische Amine (HAA) bilden. Auch diese werden mit einem erhöhten Risiko für Krebserkrankungen in Verbindung gebracht. Nicht zuletzt können stark erhitzte Fette oxidieren, was wiederum zur Bildung von schädlichen Verbindungen führt, die entzündungsfördernd wirken und das Risiko für Herzerkrankungen erhöhen können (z. B. freie Radikale oder die schon erwähnten Transfettsäuren).

> Beim Anbraten oder Grillen können schädliche Verbindungen gebildet werden.

Tipp: Halten Sie beim Anbraten die Zeiten unbedingt so kurz wie möglich. Verwenden Sie dabei Fette, die einen hohen Rauchpunkt besitzen, wie z. B. Kokosöl oder Ghee.

Das Timing: Esspausen einhalten

Ihr Darm hat tagsüber viel zu arbeiten und freut sich umso mehr, wenn Sie ihm Pausen gönnen, in denen er die Nährstoffe in Ruhe zerkleinern und aufnehmen kann. Gibt man ihm längere Pausen von vier bis sechs Stunden, leitet er notwendige Aufräumprozesse ein. Das können Sie sich ähnlich wie in Ihrer Küche vorstellen: Wo dauernd gekocht wird, fällt viel schmutziges Geschirr auf der Arbeitsfläche an. Der Mülleimer wird ebenfalls immer voller. Wird nicht geleert, kommt es irgendwann zu einem Stau und alles gammelt vor sich hin. Sie werden sich dann bald in Ihrer Küche nicht mehr wohlfühlen.

Darüber hinaus braucht Ihr Körper die Esspausen, um den Blutzuckerspiegel stabil halten zu können. Wenn Sie es zusätzlich schaffen, über Nacht ein längeres Nüchternintervall einzubauen, nimmt die Aktivität der sogenannten Autophagie zu. Hierbei recycelt Ihr Körper nicht benötigte und krankhafte Zellbestandteile, baut diese ab und verwertet sie anderweitig.

Tipp: Vermeiden Sie es, zu snacken. Denn wenn Sie ständig Kleinigkeiten zwischen den Hauptmahlzeiten snacken, kann es zu Blutzuckerschwankungen kommen. Ein kleiner Keks zwischendrin reicht da leider schon aus. Folge kann die Entwicklung einer Insulinresistenz sein: Sie spüren zunehmend aufeinanderfolgende Energieabfälle und damit Heißhunger.

Richtig Trinken: So gelingts!

Sie wissen wahrscheinlich, dass wir regelmäßig über den Tag verteilt um die zwei Liter trinken sollten. Dabei sind Wasser und ungesüßter Kräuter- oder Früchtetee die besten Optionen, um unseren Körper mit Flüssigkeit zu versorgen. Alkohol hingegen belastet und kann Sie bei Müdigkeit noch schwächer machen.

Doch was ist mit Koffein aus Kaffee oder Teein aus Grün- oder Schwarztee? Leider können diese Aufputscher die Herstellung des Stresshormons Cortisol in den Nebennieren erhöhen und sich damit ungünstig auf die Blutzuckerwerte auswirken. Wer dennoch nicht ganz auf Kaffee und Grün- oder Schwarztee verzichten möchte, sollte sie am besten zu den Mahlzeiten trinken und nicht auf nüchternen Magen.

Tipp: Besonders stimulierend wirken die geliebten Heißgetränke zu Zeiten, zu denen der Cortisolspiegel bei den meisten Menschen abfällt. Dies ist vormittags zwischen 9:30 bis 11:30 Uhr und nachmittags zwischen 13:30 bis 17:00 Uhr der Fall.

Studien empfehlen, spätestens sechs Stunden vor der Nachtruhe auf Koffein zu verzichten und über den Tag verteilt insgesamt nicht mehr als 400 Milligramm zuzuführen. Das entspricht maximal vier bis fünf Tassen Kaffee (Fries et al. 2009, Drake et al. 2013). Dies allerdings ist eine Menge, von der ich Menschen mit Erschöpfung abraten möchte. Koffein wird unterschiedlich gut vertragen, im Zweifel kann bereits eine Tasse den Körper belasten. Ich empfehle, die mittlerweile schmackhaften, entkoffeinierten Varianten auszuprobieren. Obwohl Teein insgesamt weniger rasch anflutet, sollte auch beim Teegenuss die Gesamtmenge nicht aus den Augen verloren werden.

Personalisierte Ernährung: Wie wir in Zukunft essen

Damit Sie sich in Ihrem Körper wohlfühlen, kommt es vor allem auf dessen Fähigkeit der Mikronährstoffaufnahme und Verwertung an. Da jeder Organismus anders ist, wir zudem unterschiedliche Vorlieben bei der Nahrungsmittelauswahl haben – nicht jeder kochen kann oder möchte bzw. der Zugang zu qualitativ hochwertigen Lebensmitteln sehr unterschiedlich ist –, kommt es in den Ernährungsgesellschaften insgesamt zu einem Umdenken.

Ernährung bleibt individuell: Jeder Organismus ist anders, zudem haben wir unterschiedliche Vorlieben bei der Nahrungsmittelauswahl.

Die personalisierte Ernährung (PE) ist ein relativ neues, schnell wachsendes Forschungsgebiet, in dem es um die individuelle Anpassung von Ernährungsempfehlungen an die persönlichen Bedürfnisse der Menschen geht. Hierbei sind beispielsweise Einflussgrößen wie genetische Unterschiede, die Zusammensetzung des Darmmikrobioms, der Stoffwechselstatus und Lebensstil zu berücksichtigen. Ernährungswissenschaftliche Fachgesellschaften halten Nahrungsergänzungsmittel (bis auf Jod und Folsäure) in einer ausgewogenen Ernährung zwar bisher für unnötig, es kommt jedoch auch in diesem Zusammenhang langsam zu einem neuen Denken.

Im Jahr 2022 fand unter Leitung der Ernährungswissenschaftler Prof. Dr. Hannelore Daniel und Prof. Dr. Jakob Linseisen ein DGE-Symposium zur aktuellen Forschung und über Zukunftsperspektiven der personalisierten Ernährung statt. Im Mai 2023 wurde in einer DGE-Presseinformation verkündet, dass für künftige Ernährungsempfehlungen auch Sichtweisen von Experten aus der Praxis geprüft und zusätzlich Umwelt- und Klimaeffekte mitberücksichtigt werden sollen. Entwicklungen, die aus meiner Sicht für unsere Ernährung sehr wichtig sind.

In Labormessungen bei meinen Patientinnen und Patienten decke ich regelmäßig eine suboptimale Versorgung von Mikronährstoffen wie beispielsweise Selen, Vitamin D oder Omega-3-Fettsäuren auf. Zudem ist bekannt, dass der Klimawandel die Defizite in der Mikronährstoffversorgung verstärkt, da es zu geringeren Nährstoffgehalten in Pflanzen kommen kann (Jones GD 2017). Unterm Strich sollten wir meiner Meinung nach fixe bzw. allgemeingültige Nährstoffziele, wie sie auch aus gängigen Nährstofftabellen bekannt sind, eher verlassen. Zielführend ist demgegenüber, die Basics einer ausgewogenen Ernährung durchzuführen, diese bei Bedarf an Unverträglichkeiten anzupassen und individuell zu prüfen, welche Nährstoffe nicht ausreichend abgedeckt und ergänzt werden können.

Neben Risikofaktoren für einen Nährstoffmangel und dem aktuellen Gesundheitszustand hat offensichtlich auch unsere Genetik einen starken Einfluss auf den Stoffwechsel und die Nährstoffverarbeitung. Hierzu werden auf dem Markt bereits mehrere DNA-Tests angeboten, die Verbrauchern versprechen, den individuellen Stoffwechseltyp ermitteln zu können. Dazu werden dann Ernährungsmittelempfehlungen inklusive passender Rezepte ausgegeben. Das klingt einerseits wunderbar, doch müssen den Fachleuten zufolge solche Lifestyletests erst noch in wissenschaftlichen Studien untersucht werden, um deren Zuverlässigkeit und Wirksamkeit belegen zu können.

Nahrungsmittelunverträglichkeiten können zu einer Insulinresistenz und zu chronischen Entzündungen führen.

Wichtig: Die menschlichen Gene können Untersuchungen der Hochschule Fulda zufolge bis zu 80 Prozent für das Körpergewicht verantwortlich sein. Die genauen Mechanismen, die hierbei eine Rolle spielen, sind in weiteren Studien aber noch genauer zu erforschen. Solange dieser Aspekt unklar ist, lassen sich aus wissenschaftlich fundierter Sicht bisher keine Ernährungsempfehlungen anhand bestimmter Genvarianten ableiten.

Bewegung gibt uns Power

„Use it or lose it." Diesen Satz sollten Sie kurz auf sich wirken lassen, bevor wir zum nächsten Punkt übergehen. Ohne Ihre Muskeln könnten Sie sich nämlich nicht bewegen, nichts tragen, keine Energie verbrennen und auch Ihre Knochen und Gelenke hätten keine Stabilität. Ähnlich Hormondrüsen produzieren auch Muskeln Botenstoffe, die Myokine. Diese helfen dabei, Ihren Stoffwechsel anzukurbeln und stille Entzündungen günstig zu beeinflussen. Ein regelmäßiges Muskeltraining ist daher ebenfalls wichtig für Ihr Wohlbefinden (Rantanen T et al. 2000, Pedersen BK 2012).

Das ist Ihnen jedoch wahrscheinlich auch gut bekannt: Wer müde ist, kann sich nur schwer zum Sport aufraffen. Auch sollte das Training nicht zu einem zusätzlichen Stressfaktor werden. Es geht vielmehr darum, eine Form der Bewegung auszuwählen, die Ihnen Spaß macht und regelmäßig an Ihr Trainingslevel angepasst werden kann. Vermeiden Sie dabei übermäßig anstrengende Einheiten und solche, bei denen Sie eher Verletzungen riskieren oder in bestehende Schmerzen hineintrainieren. Empfehlenswerte Sportarten sind beispielsweise Yoga, Schwimmen, Walken, Fahrradfahren, Tanzen oder angeleitete Fitnesskurse. Wenn Sie sich dazu nicht aufraffen können, versuchen Sie zumindest, mehr Bewegung in Ihrem Alltag unterzubringen. Benutzen Sie die Treppe statt des Fahrstuhls, parken Sie bewusst weiter weg vom Zielort, machen Sie Spaziergänge oder telefonieren Sie im Gehen.

Vielleicht fühlen Sie sich sogar fit genug, um laufen zu gehen. Das wäre wunderbar, da Sie mit einem leichten bis mittleren Ausdauertraining nicht nur das Herz-Kreislauf-System trainieren, sondern gleichzeitig Stress abbauen können. Sollten Sie noch nicht über eine Pulsuhr verfügen, können Sie die Belastung über Ihren Atem kontrollieren: Sie sollten sich während des Trainings noch unterhalten können, am Ende aber dennoch das Gefühl haben, sich angestrengt zu haben. Durch Beweglichkeitsübungen – beispielsweise der bekannte Katzenbuckel oder Schneidersitz – werden zudem Ihre Gelenke durchbewegt, was die Gelenkknorpel mit Nährstoffen versorgt, Sehnen und Bänder inklusive der Faszien geschmeidig hält.

Entspannende Beweglichkeitsübungen zur Mobilisierung der Gelenke

- **Nacken:** Neigen Sie sanft Ihren Nacken von einer Schulter zur anderen. Danach kippen Sie den Kopf vorsichtig nach vorne und hinten.
- **Schultern:** Schulterkreisen in beide Richtungen ausführen.
- **Arme:** Arme seitlich ausstrecken und große Kreise in beide Richtungen machen.
- **Handgelenke:** Kreisen Sie öfter Ihre Handgelenke, öffnen und schließen Sie die Hände.
- **Oberkörper:** Stehend oder sitzend den Oberkörper öfter nach links und rechts drehen.
- **Hüften:** Kreisen Sie im Stehen mit den Hüften abwechselnd in beide Richtungen.
- **Knie:** Im Stehen ein Bein leicht anheben und das Knie beugen und strecken. Stützen Sie sich dabei bei Bedarf an der Wand ab.
- **Knöchel:** Heben Sie abwechselnd Ihre Füße und lassen Sie den Knöchel in beide Richtungen kreisen. Dies können Sie sehr gut jederzeit auch im Sitzen ausführen.

Jede Bewegung zählt: Nutzen Sie Treppen, parken Sie weiter entfernt von Ihrem Zielort oder steigen Sie auf Ihr Fahrrad um.

Tipp: Diese Übungen sollten sanft und ohne ruckartige Bewegungen durchgeführt werden. Bei Schmerzen oder Beschwerden die jeweilige Übung sofort beenden. Achten Sie im Anschluss an ein körperliches Training auf ausreichend Ruhe und Erholung. So werden Sie bereits nach wenigen Wochen bemerken, dass sich Ihr Körper fitter anfühlt und Alltagsaufgaben leichter fallen (Rhea MR et al. 2002, Martins WR et al. 2013, Larun L 2017).

Muskeln unterstützen Ihren Stoffwechsel

Sollten Sie sich für ein Krafttraining interessieren, dann lohnt es, sich zunächst auf die großen Muskelgruppen zu konzentrieren. Bei Menschen, die regelmäßig Sport machen, gilt, dass Muskeln nicht in Watte gepackt werden müssen, solange auf die Gelenke achtgegeben wird. Denn ohne einen ausreichend großen Trainingsreiz gewöhnt sich der Körper sehr schnell an die Anforderung. Das heißt, sind die Trainingsreize zu gering, werden Sie sich hinsichtlich Ihrer Muskelkraft kaum verbessern.

Lassen Sie sich bei stärkerer Erschöpfung nicht entmutigen. Bereits ein Krafttraining mit Eigengewicht – also zum Beispiel ohne Hanteln – kann helfen, Muskelmasse und Knochenstärke aufzubauen oder zu erhalten. Vorteilhaft ist dabei, dass bereits kurze, weniger intensive Einheiten ausreichen und häufig nicht als so ermüdend empfunden werden. Zu den echten Klassikern gehören Kniebeugen (Squats). Sollten Ihnen diese irgendwann zu leicht werden, können Sie die Intensität erhöhen, indem Sie dieselbe Übung mit gefüllten Wasserflaschen wiederholen. Zu weiteren effektiven Übungen gehören Liegestütz, Bauchcrunches, die einbeinige Brücke und der Schwimmer in Bauchposition. Alle Übungen lassen sich leicht auf den sozialen Portalen finden und werden dort mit Videos gut erklärt.

Ein angenehmer Nebeneffekt ist, dass ein Organismus mit mehr Muskelmasse auch mehr Kalorien in Ruhe verbrennt und eine höhere Zuckerzufuhr verkraften kann (s. auch Mikronährstoff-Fahrplan für Ihren stabileren Stoffwechsel ab Seite 134 sowie ab Seite 188). Schaffen Sie keine dynamischen Kräftigungsübungen mit Strecken und Beugen, können Sie alternativ auf ein isometrisches Krafttraining ausweichen. Damit sind statische Übungen ohne Bewegung gemeint, bei denen ein Muskel angespannt und auf maximaler Spannung gehalten wird, bevor Sie diese Anspannung wieder lösen. Diese Übungen können auch im Liegen mit Widerstandsbändern oder gegen die Schwerkraft ausgeführt werden.

Dazu gehört die Ganzkörperübung des Unterarmstütz (Plank). Hierfür stützt man sich auf seinen Unterarmen und Zehen ab, wobei die Ellbogen direkt unter den Schultern positioniert sind. Der Körper sollte eine gerade Linie von Kopf bis Fuß bilden, ohne dass Hüfte oder Gesäß durchhängen oder nach oben ragen. Die Position wird gehalten, indem der Bauch fest angespannt wird. Es ist wichtig, dabei gleichmäßig zu atmen. Einsteiger beginnen, die Position für zehn bis 30 Sekunden zu halten und steigern dann allmählich. Mit regelmäßigem Training können Geübte die Plankposition für drei bis fünf Minuten halten oder sogar länger.

Tipp: Mit der Zeit können Sie unterschiedliche Trainingseinheiten aus Ausdauertraining für das Herz-Kreislauf-System und Einheiten für Krafttraining kombinieren. Auch Hüpfen trainiert neben der Koordination die schnellen Bewegungen, was uns im Alltag dabei helfen kann, Stürze zu vermeiden.

Entspannung bringt die Nerven zur Ruhe

Stress zu vermeiden, klingt einfach, gestaltet sich aber in der hektischen Realität des Alltags oft schwierig. Zwischen Arbeitsverpflichtungen, familiären Verantwortungen und persönlichen Aufgaben scheint es häufig unmöglich, einen Moment der Ruhe zu finden. Es gibt Situationen, in denen Sie weder die Stressauslöser verändern noch sich selbst aus der Situation entfernen können. In solchen Momenten hoher körperlicher und emotionaler Belastung kann es hilfreich sein, die Umstände – die sich nun einmal nicht ändern lassen – aus einer anderen Perspektive zu betrachten, um so eine Veränderung herbeizuführen.

> Investieren Sie besser täglich in kurze Entspannungseinheiten von 10 Minuten als nur einmal wöchentlich in eine Stunde.

Ein Beispiel: Vielleicht können Sie lernen, in Ihrem cholerischen Chef eine willkommene Gelegenheit für persönliches Wachstum zu sehen. In dieser veränderten inneren Haltung gelingt es eher, die Dinge nicht mehr so sehr an sich heranzulassen. Auch regelmäßig angewendete Achtsamkeitsmethoden können Ihren Stresslevel positiv beeinflussen. Das Konzept der Achtsamkeit wird häufig in der kognitiven Verhaltenstherapie und anderen psychotherapeutischen Ansätzen angewendet. Hierzu finden sich im Internet gute Ratgeber und Kurse. Insbesondere bei mentalen Gesundheitsproblemen ist es jedoch ratsam, sich professionelle Hilfe zu suchen (Tang YY et al. 2015).

Darüber hinaus gibt es viele anerkannte Methoden zur Entspannungsförderung, darunter beispielsweise Meditation, Yoga, Tai Qi, Qi Gong oder die progressive Muskelentspannung. Diesen Methoden gemeinsam ist das bewusste Atmen, das den bereits vorgestellten Parasympathikus – den entspannenden Teil des vegetativen Nervensystems – aktiviert (Jacobs GD 2001, Wang C et al. 2010).

Energievoll mit der Bauchatmung

Aktivieren Sie Ihren Parasympathikus mithilfe von Atemübungen.

Eine sehr einfache Atemtechnik besteht in einem langsamen Ein- und Ausatmen sowohl bis tief in die Brust, vor allem aber auch in den Bauch hinein. Setzen Sie sich bequem hin. Legen Sie Ihre Hände auf den Bauch und schließen Sie die Augen. Konzentrieren Sie sich auf das sanfte Heben und Senken Ihres Bauches unter Ihren Händen. Lassen Sie sich von Ihrer Atmung leiten und nutzen Sie diese einfache Übung, wann immer Sie Entspannung brauchen.

Die Übung kann weiter ausgebaut werden, indem Sie sich darauf konzentrieren, die Ausatmung im Vergleich zur Einatmung zu verlängern. Das funktioniert gut, indem Sie während der Einatmung bis vier zählen und beim Ausatmen bis sieben. Auf diese Weise vermitteln Sie Ihrem Körper, dass er sich entspannen darf. Empfohlen wird, insgesamt elf Minuten zu üben. Das Vorgehen wird entsprechend auch 4-7-11-Methode genannt und ist in zahlreichen Übungsvideos auch online zu finden.

Tipp: Auch regelmäßige Rituale können bei der Entspannung helfen. Das kann ein heißer Tee, ein gutes Buch, schöne Musik, Schwitzen bei wohltuender Hitze (Sauna), die Anwendung von Kälte (Kneippkur), aber auch das Gespräch mit lieben Menschen sein. Hier können Sie Ihrer Kreativität freien Lauf lassen. Und wie immer ist das Wichtigste, überhaupt zu beginnen.

Erholsamer Schlaf hat oberste Priorität

Zunächst einmal ist es ist wichtig, den Schlaf als Grundvoraussetzung Ihrer Gesundheit und somit Wohlbefindens zu betrachten. In der Regel wird Schlaf nämlich eher als ein lästiges Übel angesehen. Wenn Sie morgens einen Wecker brauchen, um rechtzeitig aus den Federn zu kommen, benötigen Sie möglicherweise mehr Schlaf.

Folgende Gründe sollten Sie motivieren, dem Schlaf mehr Aufmerksamkeit zu schenken:

- Während des Schlafs durchlaufen Sie verschiedene Schlafphasen, darunter den Tiefschlaf und die REM-Phase (*rapid eye movement,* engl. = schnelle Augenbewegung). Während der Tiefschlafphase zu Beginn des Schlafs erholen Sie sich körperlich. Dabei sinken Herzschlag, Blutdruck und Körpertemperatur, das Immunsystem ist besonders aktiv. Gewebeschäden werden repariert, und das Muskelwachstum wird gefördert.
- Gleichzeitig entgiftet aber auch Ihr Gehirn, zudem wird Gelerntes abgespeichert (Besedovsky et al. 2012, Jessen NA 2015, Ibarra-Coronado 2015).
- Die REM-Phase tritt zyklisch auf, nämlich ungefähr alle 90 bis 120 Minuten. Hier fallen schnelle Augenbewegungen und eine erhöhte Gehirnaktivität auf, während Ihr Körper wie gelähmt ist. Wahrscheinlich dient dieser Mechanismus unserer Sicherheit, damit man nicht orientierungslos durch die Gegend rennt. In dieser Phase sind Träume häufiger und lebendiger. Es wird angenommen, dass das Gehirn während dieser Phase Erinnerungen organisiert und Emotionen reguliert, was für Ihre psychische Stabilität wichtig ist.
- Kommt es zu einem Schlafmangel, sind neben Müdigkeit, Stimmungsschwankungen und Gereiztheit auch Einflüsse auf den Stoffwechsel denkbar, die zu hormonellen Veränderungen führen. Dies wiederum erhöht das Risiko für Gewichtszunahme und Übergewicht.

- Auch die Schlafdauer wurde untersucht. Dabei scheinen sechs bis acht Stunden Schlaf täglich günstig für das Herz-Kreislauf-System zu sein (Wang C et al. 2019).

Geheimcode der guten Schlafgewohnheiten

Für viele Menschen kann es eine Herausforderung sein, eine verbesserte Schlafqualität zu erreichen. Dabei können Ihnen die Tipps in diesem Buch helfen, denn sobald Sie starten, sich um Ihre ganzheitliche Gesundheit zu kümmern, wird auch Ihr Schlaf davon profitieren. Sie können es sich wie bei einem Mobile vorstellen: Bewegen Sie ein einzelnes Element des Mobiles, hat das Auswirkungen auch auf alle anderen. Ebenso greifen in Ihrem Organismus alle Systeme mehr oder weniger stark ineinander. Das heißt auch: Einzellösungen gibt es nicht. Ergänzend hier für Sie noch einige der gängigen Empfehlungen für eine gute Schlafhygiene:

Achten Sie auf Lichthygiene

Tagsüber bzw. insbesondere in den Morgenstunden ist ausreichend aktivierendes Licht essenziell. Zwar können in den Wintermonaten teils auch geprüfte Tageslichtlampen mit einer Lichtstärke von etwa 10.000 Lux das morgendliche Aufstehen erleichtern, sie ersetzen aber nicht die tägliche Portion natürliches Licht, das wir selbst bei bewölktem Himmel draußen tanken können.

Vor dem Schlafengehen sollten Sie vor allem Blaulichtquellen reduzieren, da Blaulicht die körpereigene Herstellung des Schlafhormons Melatonin bremsen und den Schlaf stören kann. Der Blaulichtanteil in Computern, Mobiltelefonen oder Tablets kann über die Softwareeinstellungen zumindest gedämpft werden. Auch Blaulichtfilterbrillen können Sie beispielsweise bei der Arbeit am PC unterstützen (Esaki Y et al. 2016). Im Schlafzimmer sollte das Blaulicht tabu sein. Dunkeln Sie das Schlafzimmer zudem ab, dabei helfen neben Rollos auch blickdichte Vorhänge oder innen am Fenster angebrachte Jalousien.

Schaffen Sie eine angenehme Schlafumgebung

Ein ruhiges, abgedunkeltes, kühles und strahlungsfreies Schlafzimmer trägt zu Ihrem erholsamen Schlaf bei. Ohrstöpsel können bei Geräuschquellen, auf die Sie keinen Einfluss haben, sehr nützlich sein. Sorgen Sie auch für eine gute Liegeposition. Verwenden Sie bequeme Matratzen und Kissen, die hypoallergen und atmungsaktiv sind, um Feuchtigkeit möglichst gut aufnehmen zu können.

Ein abgedunkeltes, kühles Schlafzimmer trägt zu einem erholsamen Schlaf bei.

Sorgen Sie für feste Bettgehzeiten

Versuchen Sie, einen festen Schlaf-wach-Rhythmus zu etablieren, indem Sie immer zur gleichen Zeit ins Bett gehen und aufwachen, möglichst auch an den Wochenenden. Nickerchen am Tag sollten Sie bei Schlafbeschwerden vermeiden. Mit der Zeit wird Ihr Körper einen natürlichen Schlaf-wach-Rhythmus entwickeln, was das Ein- und Durchschlafen zusätzlich unterstützt.

Dos und Don'ts

Das kennen Sie wahrscheinlich auch: Späte üppige und fettige Mahlzeiten sowie große Mengen an Flüssigkeit vor dem Schlafengehen bringen oft um den Schlaf. Auch koffeinhaltige oder alkoholische Getränke am Abend können den Schlaf stören. Vermeiden Sie auch ein intensives körperliches Training in den Abendstunden oder die Nutzung von Bildschirmen kurz vor dem Schlafengehen.

Eine beruhigende Atmosphäre und entspannende Rituale können dagegen helfen, sich auf den guten Schlaf vorzubereiten. Hören Sie beispielsweise gleichmäßig fließende Musik, gönnen Sie sich ein Fußbad, meditieren Sie oder genießen Sie schlaffördernde Kräutertees aus Hopfen, Baldrian, Lavendelblüte oder Passionsblume. Während diese Schlafhelfer aus der Natur als Tees oder auch in Form von Nahrungsergänzungsmitteln durchaus sinnvoll sein können, betäuben klassische Schlafmittel und unterbinden die normale Schlafarchitektur (Riemann D et al. 2017), weswegen von chemischen Schlafpräparaten eher abzuraten ist.

So bleiben Sie auf Kurs und erreichen Ihre Ziele

Bis hierhin klingt es alles ziemlich einfach, doch vielleicht wissen Sie aus eigener Erfahrung, dass Durchhaltevermögen und das Erreichen von Zielen oft eine große Herausforderung sind. Immerhin müssen Sie für einen ganzheitlich ausgewogenen Lebensstil bereit sein, mitunter liebgewonnene Gewohnheiten aufzugeben. Letztere sind in Ihrem Gehirn gut bekannt und laufen oft unbewusst ab. Bewusste Verhaltensveränderungen fühlen sich demgegenüber häufig zunächst unbequem an und kosten zusätzliche Energie. Da sie also oft mit dem Belohnungssystem im Gehirn verbunden sind, werden Sie alte Gewohnheiten, die wir loswerden bzw. verändern wollen, im ersten Moment vermissen. Die Folge: Sie könnten wieder schwach werden und von Ihrem Ziel abkommen.

Für Ihr Durchhaltevermögen hilft es, wenn Sie sich konkrete Ziele setzen.

Für Ihr Durchhaltevermögen geht es deswegen darum, die innere Stimme in Ihnen zu überlisten, die Sie von Ihrem Weg abbringen will. Am besten gelingt das, wenn Sie sich konkrete Ziele setzen, diese beispielsweise aufschreiben, und sich zudem ein unterstützendes Umfeld schaffen. Ein Beispiel: „Ich werde versuchen, weniger Süßigkeiten zu essen", ist ein Vorsatz, der wenig Motivation ausstrahlt. Anders sieht es aus, wenn Sie ein emotionales Ziel formulieren mit konkreten Umsetzungsmaßnahmen: „Ich werde meine Ernährungsgewohnheiten umstellen, indem ich den Verzehr von Süßigkeiten auf einmal pro Woche beschränke und stattdessen auf gesunde Snacks wie Obst und Nüsse umsteige. Mein Ziel ist es, mich von dem Verlangen nach Süßigkeiten zu befreien, damit ich meinen Körper mit nährstoffreichen Lebensmitteln versorgen kann, um wieder genug Energie für Ausflüge zusammen mit meiner Familie zu haben."

Ihr Ziel sollte möglichst konkret formuliert sein, einen attraktiven Gewinn in Aussicht stellen und natürlich auch realistisch und in einem definierten Zeitfenster erreichbar sein. Probieren Sie es doch gleich einmal aus.

Tipp: Setzen Sie sich kleine Meilensteine und verknüpfen Sie diese mit angemessenen Belohnungen, um Ihre Motivation zu erhöhen. Hinzu kommt das gute Gefühl, sich bewusst etwas Besonderes zu gönnen und die eigenen Erfolge angemessen zu feiern: „Wenn ich einen Monat lang dreimal pro Woche meine Sportübungen vor dem Fernsehen gemacht habe, gönne ich mir einen Massagetermin."

Ziele zu setzen, schafft Verbindlichkeit und fördert Ihr Durchhaltevermögen, Ihren Lebensstil dauerhaft zu verändern.

Oft hilft es, Freunde, die Familie oder Arbeitskolleginnen und -kollegen über angestrebte Ziele zu informieren. Das schafft Verbindlichkeit und vielleicht finden Sie sogar Gleichgesinnte, die sich mit Ihnen auf die Reise hin zu ganzheitlicher Gesundheit, mehr Energie und Wohlbefinden begeben möchten. Versuchen Sie auch, negative Denkmuster zu erkennen, wenn Sie von Ihrem Vorhaben dennoch abkommen. Wird diese innere Stimme laut, finden Sie heraus, in welchen Situationen sie auftaucht und was die Ursache für den inneren Widerstand sein könnte.

Rückfälle sollten Sie einkalkulieren, alte Gewohnheiten sind schließlich oft über Jahre und Jahrzehnte gewachsen. Bleiben Sie geduldig mit sich.

Darauf sollten Sie bei Nahrungsergänzungsmitteln achten

Bei einer Mikronährstofftherapie wird die Zufuhr des betroffenen Stoffs entsprechend erhöht. Dies kann durch Ernährungsanpassung erfolgen, die ergänzende Einnahme von Supplementen und eventuell durch begleitende Injektionen bei Ihrer Ärztin oder Ihrem Arzt. Sehr viele Menschen setzen sich heute mit frei verkäuflichen Nahrungsergänzungsmitteln auseinander. Ich denke, mittlerweile ist den meisten auch bewusst, dass Supplemente aber nicht als Ersatz für eine ausgewogene Ernährung und eine gesunde Lebensweise dienen sollten.

In der Regel wählen die Hersteller ihre Dosen so, dass keine Überversorgung entstehen kann. Auf der Verpackung finden Sie in der Regel die in der EU geltende Referenzmenge für die Inhaltstoffe, die sogenannte Nutrition Reference Value (NRV). Steht bei einem Stoff eine NRV von 100 Prozent, bedeutet das übersetzt, dass das Präparat die tägliche Mindestmenge dieses Nährstoffs bereitstellt, die gebraucht wird, um nicht ernsthaft zu erkranken. Die Angaben der NRV dienen also dazu, Verbrauchern eine sichere Anwendung zu gewährleisten. Wie erfolgreich eine Einnahme verläuft, ist dennoch unterschiedlich.

Klar ist auch: Geht es nicht um vorsorgliche Gesundheitsmaßnahmen, sondern die gezielte Symptombehandlung, brauchen Sie in der Regel therapeutische Dosen, die nicht unbedingt den allgemeinen Herstellerempfehlungen entsprechen. Denn therapeutische Dosen – also bei Vorliegen eines Mangels oder von Krankheiten mit entsprechendem Mehrbedarf – liegen deutlich über präventiven Dosierungen und müssen daher auch zwingend regelmäßig kontrolliert werden.

In vielen Ländern werden Lebensmitteln bereits Mikronährstoffe hinzugefügt.

Darüber hinaus hat die Lebensmittelindustrie einen weiteren Markt für sich entdeckt, nämlich mit Nährstoffen angereicherte Lebensmittel. Dies können Vitamine, Mineralstoffe, Ballaststoffe, Proteine, Omega-3-Fettsäuren oder andere gesundheitsfördernde Substanzen sein. Sie sollen spezifische Ernährungsbedürfnisse erfüllen. Einige gängige Beispiele sind angereicherte Getreideprodukte wie Frühstückscerealien, mit Vitamin D angereicherte Milch oder angereicherte Säfte mit zusätzlichem Vitamin C. Diese Lebensmittel sind mit den zusätzlichen Nährstoffen gekennzeichnet. So können Verbraucher sie leichter identifizieren, um ihre Nährstoffzufuhr zu verbessern. Konsumieren Sie regelmäßig solche Produkte, sollten diese aber auch in Ihre Tagesbilanz miteinbezogen werden.

Es gibt mittlerweile sogar viele Länder, bei denen Grundnahrungsmittel gesetzlich verankert mit Folsäure angereichert werden. Dies soll der Entstehung von Neuralrohrdefekten bei Embryos vorbeugen. Ein Neuralrohrdefekt ist eine Fehlbildung, die während der frühen Entwicklung des Embryos auftritt, wenn sich das Neuralrohr, aus dem später Rückenmark und Gehirn entstehen, nicht richtig schließt. Auch Vitamin D wird präventiv in einigen Ländern Milchprodukten, Orangensaft und Müslis zugesetzt, u. a., um die Kosten im Gesundheitswesen zu senken. In Deutschland sieht man das kritisch. Hier wird es eher abgelehnt, jedem pauschal einen bestimmten Stoff ohne weitere Informationen und Aufklärung zuzuführen.

Anders sieht es beim Thema Jod und der Verwendung von jodiertem Speisesalz aus: Auch diesbezüglich gibt es für Hersteller in Deutschland keine Auflagen. Obwohl das Bundesinstitut für Risikobewertung (BfR) vor einer rückläufigen Jodzufuhr in der Bevölkerung warnt (Herrmann W u. Obeid R 2011, Niedermaier T et al. 2021), bleibt es eine freiwillige Entscheidung, Produkte entsprechend anzureichern.

Tägliche Höchstmengen* für Nahrungsergänzungsmittel

Werden folgende Mengen der Nahrungsergänzung eingehalten, ist nicht von einer Gefahr übermäßiger Zufuhr bei Gesunden auszugehen. Die angegebenen Mengen können also regelmäßig zusätzlich zur normalen Ernährung und ohne Laborkontrollen zugeführt werden.

Folsäure	200 µg (gebärfähige Frauen und 1. Trimenon 400 µg)
Vitamin D	20 µg (800 IE)
Eisen	6 mg
Jod	100 µg (Schwangere und Stillende 150 µg)
Magnesium	250 mg (über den Tag verteilt)
Selen	45 µg

* Auswahl von Mikronährstoffen, deren Zufuhr in bestimmten Bevölkerungsgruppen unter den Zufuhrempfehlungen der DGE liegt. Das BfR berücksichtigt bei der Erhebung der Höchstmengen Sicherheitsbereiche und, soweit vorhanden, die täglich zu erwartenden Mikronährstoffaufnahmen, die über Ernährungserhebungen der NVS II ermittelt wurden (BfR 3/2021)

Wichtige Hinweise

Eine häufige Frage in meinen Beratungen zielt auf die Qualität und Sicherheit von Nahrungsergänzungen. In Deutschland werden die Präparate den Lebensmitteln zugeordnet und unterliegen hierdurch keiner Zulassungsanforderung. Es reicht also aus, ihre Herstellung oder ihren Import beim Bundesamt für Verbraucherschutz und Lebensmittelsicherheit (BVL) anzuzeigen, bevor die Nahrungsergänzungsmittel in den Verkehr gebracht werden. Der Lebensmittelhersteller ist somit selbst für sein Produkt verantwortlich und muss laut dem Produkthaftungsgesetz auch für Schäden geradestehen, die durch fehlerhafte Produkte verursacht wurden, die gemäß den Herstelleranweisungen eingenommen wurden. Auf der anderen Seite existiert für Nahrungsergänzungsmittel keine Nachweispflicht über eine gesicherte Studienlage, u. a. hinsichtlich Wirkweise, klinischer Wirksamkeit, Verträglichkeit und gesundheitlicher Unbedenklichkeit, wie es bei Arzneimitteln und Medikamenten vor deren Zulassung vorgeschrieben ist. So wird bei Medikamenten auch immer eine Gebrauchsinformation (Beipackzettel) mitgeliefert, die über Gegenanzeigen, Nebenwirkungen und Wechselwirkungen informiert (BMEL 11/2021).

Dieser Unterschied erklärt auch, weshalb für Nahrungsergänzungsmittel keine medizinischen Aussagen getroffen werden dürfen. Nur in bestimmten Situationen können Mikronährstoffe als Arzneimittel angeboten werden (LGL 2/2017), nämlich bei einem nachgewiesenen Mangel und bestehender medizinischer Indikation für eine Einnahme. In diesen Fällen können die behandelnden Medizinerinnen und Mediziner auch ein Rezept verordnen. Über die Kostenübernahme entscheidet jedoch die jeweilige Krankenkasse oder Versicherung.

Nicht zuletzt besteht eine große Unsicherheit, für welches Präparat man sich entscheiden soll, da Nahrungsergänzungsmittel frei verkäuflich in Apotheken, Reformhäusern, Drogeriemärkten, Supermärkten oder das Internet frei erhältlich sind. Während Sie in der Apotheke kompetente Ansprechpartner finden, ist es an Orten ohne Beratung umso wichtiger, sich vor dem Kauf sorgfältig über die Inhaltsstoffe und im Falle einer bestehenden Medikamenteneinnahme auch mögliche Wechselwirkungen zu informieren. Nimmt man Nahrungsergänzungsmittel gemäß den Anweisungen des Herstellers, sind sie in der Regel sicher anwendbar.

Nimmt man Nahrungsergänzungsmittel gemäß den Anweisungen des Herstellers, sind sie in der Regel sicher.

Checkliste Qualität und Sicherheit

Wenn Sie Nahrungsergänzungen kaufen wollen, rate ich, vorab folgende Punkte zu klären:

Herkunft Handelt es sich um ein deutsches, europäisches oder außereuropäisches Produkt? Je nach Herstellerland liegen unterschiedliche Gesetze und Haftungsansprüche vor.

Zusatzstoffe Meist brauchen Supplemente Füllstoffe wie Maisstärke oder Hydroxypropylcellulose. Manche Firmen legen Wert darauf, dass ihre Präparate stattdessen mit Wirkstoffen aufgefüllt werden (z. B. Glycin). Insbesondere von Problemstoffen, wie z. B. Titandioxid (E171) und potenziellen Allergenen wie Gluten, Laktose, Fruktose, Hefe, Farb-, Aroma-, Fließ-, Farb- und Konservierungsstoffen, sollte besser Abstand genommen werden.

Inhaltsstoffkombination Achten Sie auch auf die Zusammenstellung der Inhaltsstoffe. Einige Beispiele: Vitamine sollten möglichst in ihrer aktiven Form vorhanden sein (statt Folsäure sollte z. B. 5-Methyltetrahydrofolat auf der Verpackung stehen). Bevorzugen Sie außerdem natürliche Karotinoide aus Algen gegenüber einem synthetisch hergestellten Betakarotin.

Bei ausgeprägten Defiziten sind zu Beginn meist höhere Dosen sinnvoll, weswegen ein Multipräparat eher ungünstig ist. Hier liegen nämlich viele Inhaltsstoffe in niedrigen Dosen vor. Stimmen Sie in diesem Fall die gezielte Zufuhr bestimmter Einzelstoffe am besten mit Ihrer Ärztin oder Ihrem Arzt ab.

Preisleistungsverhältnis Achtung: Präparate mit schlechter Bioverfügbarkeit können auf den ersten Blick mit ihrem günstigen Preis locken. Auch die absolute Menge des Wirkstoffs und die Anzahl der Kapseln im Präparat führen zu unterschiedlichen Preisen. Hochwertige Präparate unterscheiden sich dagegen in der Regel nicht wesentlich voneinander.

Auf die individuell richtige Menge kommt es an

Erinnern Sie sich noch an die fettlöslichen Vitamine A, D, E, K aus dem ersten Kapitel? Ihr Organismus hat die Fähigkeit, diese aufgrund ihrer Löslichkeit in Fetten zu speichern. Das heißt aber leider auch: Sie können sich in Ihren Pölsterchen anreichern und hierüber im schlimmsten Fall zu chronischen Vergiftungen führen. Vitamin A kann beispielsweise in zu hohen Dosen zu Haarausfall, Nagelveränderungen und Leberschäden führen. Auch Kräuterpräparate, die gerne mit Vitaminen kombiniert werden, können – hoch dosiert und dauerhaft eingenommen – schädliche Wirkung entfalten. Zu viel Johanniskraut kann etwa zu Magendarmproblemen, Schwindel, Müdigkeit, Hautreizungen und innerer Unruhe führen.

> Auch wenn Nahrungsergänzungsmittel sicher sind, sollten sie lediglich für den Ausgleich von Defiziten verwendet werden.

Wichtige Vertreter der wasserlöslichen Vitamine sind die unterschiedlichen B-Vitamine und Vitamin C. Wie ihr Name vermuten lässt, werden sie bei normaler Nierenfunktion einfach über den Urin ausgeschieden, sodass Vergiftungen unwahrscheinlich werden. Bei Spurenelementen gilt: Da sie nur in sehr geringen Mengen benötigt werden, sollte genau auf die empfohlene Zufuhrmenge geachtet werden. Beispiel: Eine langfristige und übermäßige Zufuhr von Selen wird mit einer Erhöhung der Blutzuckerwerte und einem steigenden Diabetesrisiko in Verbindung gebracht (Stranges 2007).

1 Mikronährstoff-Fahrplan für eine gesunde Verdauung

Ob Sie mehrere Antibiotikakuren hinter sich haben, an Nahrungsmittelunverträglichkeiten oder Allergien leiden, ein Reizdarmsyndrom haben, hartnäckige Darminfektionen oder zum Team Fast Food gehören: In diesen Fällen sollten Sie Ihren Fokus auf die Körpermitte legen, nämlich Ihren Verdauungstrakt. Lassen Sie sich bei bestehenden Beschwerden gründlich bezüglich der Ursachen ärztlich durchchecken. Ergänzend bekommen Sie mit dem ersten Mikronährstoff-Fahrplan meines DIY-Programms Tipps, wie Sie selbst Ihre Verdauungsleistung verbessern und den Erhalt bzw. Wiederaufbau Ihrer natürlichen Darmbarriere nachhaltig unterstützen können.

Das steht in diesem Fahrplan auf dem Programm

- Eine maßvolle und möglichst cleane Ernährung wird mit einem stressarmen Lebensstil kombiniert, um Ihre Verdauung zu unterstützen.
- Eine gute Mikronährstoffversorgung unterstützt den Erhalt und Schutz Ihrer natürlichen Darmbarriere.
- Bei Bedarf nutzen Sie eine gezielten Nahrungsergänzung, also den Ausgleich von Mikronährstoffdefiziten, insbesondere um einem geschädigten Darm bei der Heilung zu helfen. Ich empfehle in diesem Fall, sich hierfür Expertinnen und Experten zu suchen, die Defizite mit Ihnen bestimmen und notwendige therapeutische Maßnahmen ableiten können. Und vergessen Sie nicht, dass es nicht nur Zeit braucht, um die Situation zu verbessern, sondern dass es auch wichtig ist, die Ursachen des Problems zu finden und nachhaltig anzugehen.

So verbessern Sie die Verdauungsleistung

Gut gekaut ist halb verdaut

Die Verdauung beginnt bereits in Ihrem Mund, indem dort die Zuckerketten von Kohlenhydraten aufgebrochen werden. Dies geschieht durch das gründliche Kauen der Nahrung, die in kleinere Stücke zerteilt wird. Durch das Vermischen mit Speichel, der wiederum Enzyme enthält, werden die Kohlenhydrate abgebaut. Durch dieses Vorverdauen wird die spätere Verdauung in Magen und Darm erleichtert. Als praktischer Nebeneffekt tritt durch gründliches Kauen Ihrer Speisen auch das Sättigungsgefühl schneller ein. Es dauert nämlich in der Regel etwa 20 Minuten, bis eine Sättigung einsetzt. Wenn Sie Ihre Nahrung hastig hinunterschlingen, essen Sie also oft mehr, als Sie brauchen.

Auch für die Mundhöhle ist es wichtig, auf eine günstige Zusammensetzung der Mikroorganismen zu achten. Neben Pflege der Zahnzwischenräume mit Zahnseide gibt es weitere Möglichkeiten, die Mundhygiene zu optimieren. Eine beliebte Methode ist das Ölziehen, bei dem ein Esslöffel Öl (z. B. Kokosöl oder Olivenöl) im Mund hin und her gespült wird, um schädliche Bakterien zu binden und diese schließlich auszuspucken. Sollten Sie es schaffen, wären 15 Minuten wunderbar. Bevor Sie aber gar nicht erst starten, reicht die Länge Ihrer morgendlichen Dusche bereits aus, um bei regelmäßiger Anwendung eine erste Besserung zu erzielen. Wichtig: Das Ölgemisch nicht herunterschlucken!

> Aus embryologischer Sicht gehört die Mundhöhle zum Verdauungstrakt – auch eine gute Mundhygiene ist daher eine wichtige Basis.

Entspannung regt die Verdauungssäfte an

Damit die Verdauungssäfte angeregt werden, braucht es auch Ruhe, oder wissenschaftlicher ausgedrückt: eine parasympathische Stimulation des vegetativen Nervensystems. Stößt die durch Rachen und Speiseröhre transportierte Nahrung bei hohem Stresslevel nämlich auf zu wenig Magensäure und Enzyme, beeinträchtigt das z. B. die Proteinverdauung. Um Ihren Magen bei seiner Arbeit zu unterstützen, können Sie vor dem Essen etwas Apfelessig oder frisch gepressten Zitronensaft in ein Glas Wasser geben und trinken. Beobachten Sie, ob es Ihnen bei den Mahlzeiten hilft bzw. Ihre Verdauung verbessert.

Nachdem die Magenwände die Nahrung geknetet haben, um sie noch weiter zu zerkleinern und zu vermischen, geht die Reise weiter Richtung Zwölffingerdarm. Bei zu viel Stress trifft der zu wenig angesäuerte Nahrungsbrei hier leider erneut auf zu wenige Enzyme. Die benötigt er aber, um Kohlenhydrate, Proteine und Fette aufzuspalten, da im oberen Dünndarm der überwiegende Anteil an Nährstoffen vom Darm aufgenommen und in Ihr Blut weitergeleitet wird. Geschieht dies nur unzureichend, bleiben Nahrungsbestandteile unverdaut im Darm liegen. Und schon verwandeln Sie sich in eine lebende Biogasanlage mit den bekannten Folgebeschwerden wie Völlegefühl, Bauchkrämpfe, Durchfall oder Verstopfung.

Da der Verdauungstrakt eng mit unserem Nervensystem verbunden ist, lohnt es sich immer, mit Entspannungsmethoden (s. Seite 107) zu arbeiten (Liegl G 2015), um die Produktion der Verdauungssäfte und den Verdauungsprozess zu unterstützen. Außerdem werden Bitterstoffe immer noch unterschätzt, denn ihre Inhaltsstoffe in grünem Blattgemüse wie Löwenzahn, Chicorée, Radicchio, verschiedenen Kohlsorten, Zitrusfrüchten oder Gewürzen und Kräutern können die Produktion von Gallensaft und damit die Verdauung anregen. Wem das zu bitter ist, kann alternativ Tees aus der Apotheke, Bioläden und Drogerien ausprobieren. Für unterwegs bieten sich Bittertropfen oder Sprays an.

Feuchtwarmer Leberwickel

Er kann dazu beitragen, die Durchblutung im Bereich der Leber zu verbessern und die Entspannung zu fördern, was indirekt die Leberfunktion unterstützen kann. Sowohl die Entspannung als auch verbesserte Durchblutung können dazu beitragen, dass unsere Leber ausreichend mit Nährstoffen versorgt und die Produktion von Gallensäuren unterstützt wird.

Der Leber helfen – durch Umwelteinflüsse, Ernährungsweisen und Medikamente ist sie häufig sehr belastet.

Und so geht's:

- Vorbereitung: Sorgen Sie für eine ruhige, warme Umgebung. Sie benötigen ein dünnes Baumwolltuch, ein Handtuch und eine Wärmflasche.
- Wässern des Tuchs: Tauchen Sie das Baumwolltuch in warmes, nicht zu heißes Wasser. Wringen Sie es gut aus, sodass es feucht, aber nicht tropfnass ist.
- Platzierung: Legen Sie sich flach hin und platzieren Sie das feuchte Tuch über dem Bereich der Leber (rechte Seite des Oberbauchs, direkt unterhalb der Brust).
- Abdecken: Legen Sie das Handtuch über das feuchte Tuch, um die Feuchtigkeit zu versiegeln und zusätzliche Wärme zu bieten.
- Wärmequelle: Platzieren Sie die Wärmflasche über dem Handtuch, um den Bereich konstant warm zu halten.
- Entspannen: Ruhen Sie sich 20 bis 30 Minuten lang aus, während der Wickel seine Arbeit verrichtet. Achten Sie darauf, dass es Ihnen nicht zu heiß wird. Wenn es unangenehm wird, entfernen Sie die Wärmflasche oder den Wickel.
- Abschluss: Entfernen Sie Wärmflasche, Handtuch und das feuchte Tuch. Haut gut abtrocknen.

Detox für den Darm – sinnvoll?

Vielleicht haben Sie auch schon einmal an eine Darmkur gedacht. Im Internet kursieren dazu Begriffe wie Darmreinigung, Darmsanierung oder Detoxkur. Hinter all diesen Ansätzen verbirgt sich kein wissenschaftliches Konzept, sondern es geht um Theorien, wie Sie Ihren Darm reinigen können, um ein in seiner Artenvielfalt geschwächtes Mikrobiom wieder aufzubauen und etwaige Schädigungen der Darmbarriere wieder dicht zu bekommen.

Unter dem ebenfalls wissenschaftlich umstrittenen Begriff Darmdetox versteht man im Allgemeinen den Prozess der Reinigung und Entgiftung des Darms. Es handelt sich um verschiedene Methoden, die darauf abzielen, Toxine (Gifte), Ablagerungen und möglicherweise schädliche Substanzen aus dem Verdauungstrakt zu entfernen. Dies kann durch spezielle Ernährungspläne, Kräuterpräparate, Einläufe oder andere therapeutische Maßnahmen erfolgen. Auch hiervon verspricht man sich eine Verbesserung von Verdauung und Darmflora.

Meiner Meinung nach gibt es eine viel einfachere und kostengünstige Lösung für ein Detoxprogramm des Darms – nämlich das Fasten. Das bedeutet, dass Sie für eine bestimmte Zeit auf Essen verzichten. Manche fasten nur für ein paar Stunden, was auch als Intervallfasten bekannt ist. Als Einsteiger kann ich beispielsweise auch mit einem zwölfstündigen Fasten über Nacht beginnen (also z. B. von 19 Uhr abends bis 7 Uhr morgens). Das kann dann nach und nach auf 16 Stunden ausgeweitet werden und prinzipiell als dauerhafte Ernährungsmethode befolgt werden.

Andere fasten für einen ganzen Tag und essen am nächsten Tag normal – alternierendes Fasten genannt. Sie können auch für kurze Zeit fasten, z. B. für drei Tage. Oder sogar eine längere, betreute Fastenkur machen, wie beispielsweise Heilfasten nach Buchinger. Hier kommt es für einen bestimmten Zeitraum nach einer kurzen Vorbereitungsphase, in der keine schwer verdaulichen Nahrungsmittel, Zucker, Koffein und Alkohol zugeführt werden, zu einem völligen Verzicht auf feste Nahrung. Erlaubt sind lediglich Wasser, Tee oder Brühe. Am Ende erfolgt ein langsamer Nahrungsaufbau.

Tipp: Für welche Art des Nichtessens Sie sich entscheiden, hängt davon ab, was Sie erreichen möchten, wie viel Sie im eigenen Alltag fasten können oder wollen. Einzige Grundregel ist dabei, dass Schwangere und stillende Mütter, Kinder und Jugendliche, Menschen mit Essstörungen und/oder Untergewicht nicht fasten sollten. Besonders bei Erkrankungen von Herz, Nieren, bei Diabetes sowie bekannter Gicht oder Gallensteinen sollte zunächst eine ärztliche Abklärung erfolgen.

Prä- und Probiotika: Futter für die Darmbakterien

Prä- und Probiotika fördern ein gesundes Darmmikrobiom und eine optimale Verdauung und können so zu Ihrer allgemeinen Gesundheit beitragen. Präbiotika gehören zu den Ballaststoffen, die unverdaut bis in den Dickdarm gelangen und die Darmbakterien ernähren. Sie stecken in Lebensmitteln wie Haferflocken, Hülsenfrüchten, Knoblauch, Zwiebeln, Spargel, Artischocken, Beeren, Nüssen, Bananen und vielen anderen mehr. Ein besonderer Leckerbissen ist die resistente Stärke. Sie entsteht, wenn man gekochte, stärkehaltige Lebensmittel (z. B. Kartoffeln) wieder abkühlen lässt, denn hierdurch verändert sich deren Struktur. Aus resistenter Stärke stellen die Darmbakterien besonders viele kurzkettige Fettsäuren (Butyrat, Propionat, Acetat) her, die Ihre Darmzellen schützen, den Darminhalt ansäuern und die Schleimbildung fördern.

Für Ihre Darmbewohner gilt, dass Liebe durch den Darm geht. Lassen Sie Ihre „Freunde“ daher nicht verhungern.

Darüber hinaus unterstützen Präbiotika das Wachstum und die Aktivität gesunder Darmbakterien und sorgen für ein ausgeglichenes Darmökosystem. Auf mindestens 30 Gramm Ballaststoffe täglich sollten Sie kommen, besser noch 40 Gramm. Hier ein Beispiel, um ein Gefühl dafür zu bekommen:

Frühstück
- 50 g Haferflocken = etwa 5 g Ballaststoffe
- 2 EL Chiasamen = etwa 10 g Ballaststoffe
- 100 g Himbeeren = etwa 6 g Ballaststoffe

Mittagessen
- 100 g gekochte Quinoa (als Salat) = etwa 3 g Ballaststoffe
- 200 g gemischtes Gemüse (z. B. Brokkoli, Karotten, Paprika) = etwa 6 g Ballaststoffe

Abendessen
- 70 g Vollkornspaghetti = etwa 8 g Ballaststoffe (ungekocht)
- 200 g Gemüse (z. B. Tomaten, Zucchini, Auberginen) = etwa 5 g Ballaststoffe

Ballaststoffanteil gesamt: 43 g

Achten Sie aber darauf, dass Sie den Ballaststoffanteil Ihrer Nahrung nicht abrupt von wenig auf sehr viel steigern. Und vergessen Sie nicht, ausreichend Wasser und Kräutertees zu trinken. Wunderbar krampflösend und beruhigend sind beispielsweise Tees aus Kümmel, Fenchel, Pfefferminze, Anis oder Kamillenblüten. Schaffen Sie es aus verschiedenen Gründen nicht, die notwendige Ballaststoffmenge zu erreichen, können Sie zusätzlich mit Präparaten aus Akazienfasern, resistenter Stärke, Pektin oder Inulin arbeiten. Auch hier gilt: Gewöhnen Sie Ihren Darm vorsichtig daran und achten Sie auf eine ausreichende Flüssigkeitszufuhr, da diese Produkte quellende Eigenschaften besitzen und anderenfalls zu Verdauungsbeschwerden und Verstopfung führen können.

Probiotika sind lebende Mikroorganismen, insbesondere Bakterienstämme, die wahrscheinlich positive Auswirkungen auf das Immunsystem, die Artenvielfalt der Darmbakterien, die Verdauung und hinsichtlich Entzündungen haben. So wird beispielsweise die schützende Darmflora überwiegend aus Enterobakterien, Laktobazillen und Bifidobakterien gebildet.

Sie können in fermentierten Lebensmitteln wie Joghurt, Kefir, Sauerkraut, Kimchi und Tempeh gefunden werden. Es gibt auch eine Vielzahl an Probiotikaprodukten auf dem Markt. Bevorzugen Sie Kombinationsprodukte auf der Basis verschiedener Stämme an Laktobazillen und Bifidobakterien. Diese sollten in einer ausreichend hohen Anzahl (Milliardenbereich) und über einen entsprechend langen Zeitraum (mindestens drei bis sechs Monate) vor den Mahlzeiten oder dem Zubettgehen eingenommen werden (Kabeerdoss J 2011, Maier E 2014, Lamprecht M 2012).

Tipp: Problematisch kann es werden, wenn ungünstige Bakterien im Darm ihr Unwesen treiben und Überhand nehmen. Dies können Bakterien, Viren, Pilze oder auch Parasiten wie beispielsweise Giardia lamblia sein. Um es diesen unerwünschten Gästen möglichst ungemütlich zu machen, können zeitlich begrenzt bestimmte Heilpflanzen, Antibiotika oder Antipilzmittel angewendet werden. Zu beliebten Substanzen der Naturheilkunde gehören Allicin aus dem Knoblauch, Schwarzkümmel, Oregano, Ingwer, Beifuß oder Gewürznelke.

So stärken Sie die schützende Darmbarriere

Der Lebensstil als Verbündeter

Kommen wir zur Stabilität der Darmbarriere. Diese aufrechtzuerhalten ist unerlässlich, um Ihre Darmzellen vor schädlichen Einflüssen der Außenwelt zu schützen. Eine Vielzahl verschiedener Faktoren und Substanzen beeinflusst unsere Darmbarriere. So sollten Sie im Idealfall nicht rauchen und keinen Alkohol trinken, auf industriell gefertigte Lebensmittel, Transfette und falls möglich Schmerzmittel verzichten sowie unverträgliche Lebensmittel weglassen. Das im zweiten Teil beschriebene Ernährungssymptomtagebuch kann Ihnen beim Erkennen entsprechender Substanzen helfen. Waschen Sie außerdem Obst und Gemüse vor dem Verzehr gründlich und bevorzugen Sie Bioware.

Eine Ernährungsumstellung ist immer ein langsamer Prozess.

Bei der Umstellung Ihres Lebensstils und der Ernährung müssen Sie aber nicht übertreiben. So wichtig eine Umstellung insbesondere auf natürliche Nahrungsmittel wie Gemüse, Obst und Ballaststoffe für einen gesunden Darm ist, würde es die gereizten Darmzellen zunächst komplett überfordern, wenn Sie von heute auf morgen alles anders machen.

Tipp: Starten Sie damit, dass Sie auf gedünstetes und damit leichter verdaubares Gemüse umsteigen und zu Beginn Gemüse notfalls auch schälen, bevor Sie sich an Rohkost heranwagen. Zur Stuhlregulierung eignen sich Lebensmittel wie Haferflocken, Leinsamen oder Flohsamenschalen, die zudem eine Art gallertartige Schutzschicht über die Schleimhäute legen. Essen Sie zu Beginn gerne auch täglich eine Knochenbrühe guter Herkunft. Neben Mineralstoffen wie Kalzium, Magnesium, Phosphor, Kalium, Zink, Selen und Eisen enthält sie Gelatine, Kollagen und wertvolle Aminosäuren.

Wichtige Nahrungsquellen als Verbündete

Essen für einen glücklichen Darm: Eine ausreichende Mikronährstoffversorgung ist für Ihre Darmgesundheit das A und O.

Vitamine und Mineralstoffe wie Vitamin A, B-Vitamine, Vitamin D, Zink, antientzündliche Omega-3-Fettsäuren und Antioxidantien sind entscheidend für die Funktion des Darms und die Regulierung von Entzündungsprozessen. Sie tragen zur Stärkung der Darmbarriere bei, reduzieren oxidative Schäden und fördern eine gesunde Immunantwort. Kurz, Sie ahnen es schon: Eine ausreichende Mikronährstoffversorgung ist für Ihre Darmgesundheit das A und O. Einige wichtige Quellen:

- Die fettlöslichen Vitamine A und D finden sich in Innereien, Fisch, Eiern und Milchprodukten. In Pflanzen kommen sie in Avocados, Karotten, Pilzen, Kürbis und Süßkartoffeln vor. Während es schwer wird, Vitamin D ausreichend über die Ernährung zu sich zu nehmen, kann es während der Sommermonate bereits durch einen kurzen Aufenthalt in der Sonne vom Körper selbst gebildet werden.

- Wichtige Cofaktoren stellen bei Vitamin A und D die Substanzen Zink und Magnesium dar. Während Zink aus tierischen Quellen wie Fleisch, Fisch, Milchprodukten und Eiern besser aufgenommen werden kann, findet es sich darüber hinaus auch in vielen pflanzlichen Lebensmitteln. Dazu gehören Vollkorngetreide, Hülsenfrüchte, Beerenobst, Samen und Nüsse. Durch entsprechende Vorbereitung wie einweichen, keimen und fermentieren sowie durch den gleichzeitigen Verzehr von Eiweiß kann die Zinkaufnahme im Körper verbessert werden.
- Gute magnesiumreiche Quellen sind neben grünem Blattgemüse ebenfalls Vollkornprodukte, Hülsenfrüchte, Nüsse und Saaten. Die genannten Nahrungsmittel dienen zugleich als gute Quelle für B-Vitamine (Bischoff C et al. 2014).
- Omega-3-Fettsäuren finden sich in besonders hoher Konzentration in Salzwasserfischen und Algen. Mehr zu diesen Fettsäuren finden Sie auch im Mikronährstoff-Fahrplan bei stillen Entzündungen (s. Seite 170 sowie 192).
- Ideale Quellen für Antioxidantien zum Schutz Ihrer Zellen vor freien Radikalen sind farbiges Gemüse und Obst. Beide enthalten reichlich Vitamin C, Betakarotine und Lycopin. Gerade Beerenobst enthält eine Fülle an Antioxidantien wie Anthocyane, Vitamin C und E. Daneben finden sich im grünen Blattgemüse wie Spinat, in Grünkohl, Mangold und Rucola viel Vitamin C, E, Lutein und Betakarotin. Auch Nüsse (Walnüsse, Mandeln) und Samen (Leinsamen, Chiasamen) enthalten Vitamin E sowie bestimmte Phenolverbindungen. Hülsenfrüchte liefern Flavonoide und Isoflavone.
- Auch in Getränken wie grünem Tee (Polyphenole) und Kakao (Flavanole) sowie in Gewürzen (Kurkuma, Zimt, Nelken, Ingwer) und Kräutern stecken die gesundheitsfördernden Antioxidantien.

Aromatischer Salat mit Bitterstoffen

Zubereitungszeit: 15 Minuten

Eine Portion enthält:
388 kcal
29 g Kohlenhydrate (davon 24 g Zucker)
21 g Fett
8 g Protein
7,5 g Ballaststoffe

Zutaten für 2 Personen

150 g Chicorée
50 g Rucola
100 g Radicchio
400 g Salatgurke
500 g Grapefruit
150 g Frühlingszwiebel
30 ml Olivenöl, alternativ anteilig Omega-3-Öl (s. Zubereitung)
40 ml Zitronensaft
1 Prise Salz
schwarzer Pfeffer
10 g Walnüsse, geröstet
10 g Sonnenblumenkerne, geröstet

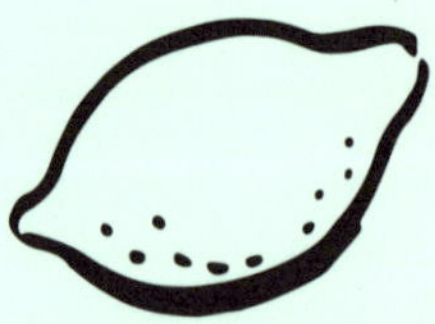

Zubereitung

Chicorée, Rucola und Radicchio gründlich waschen und in mundgerechte Stücke zerteilen. In eine große Salatschüssel geben. Die Gurke entkernen, grob würfeln und zum Salat geben. Die Grapefruits schälen und die Filets herausschneiden. Den Saft dabei auffangen und beiseitestellen. Die Grapefruitfilets zum Salat geben. Die Frühlingszwiebeln in dünne Ringe schneiden und zu den anderen Zutaten in die Schüssel geben.

In einer kleinen Schüssel das Olivenöl (oder eine Mischung aus 15 ml Olivenöl und 15 ml Omega-3-Öl), den Zitronensaft und den aufgefangenen Grapefruitsaft vermischen. Mit Salz und Pfeffer würzen und gut verrühren. Das Dressing über den Salat gießen und alles vorsichtig vermengen, sodass alle Zutaten gut mit dem Dressing überzogen sind.

Nach Belieben geröstete Nüsse oder Sonnenblumenkerne über den Salat streuen.

Tipp: Diesen Salat lieben nicht nur Ihre Darmbewohner, er fördert auch die Verdauung durch Anregung des Galleflusses. Dazu schmeckt er erfrischend und ist voller Aromen, eignet sich als Vorspeise oder Beilage. Sie können mit den Zutaten experimentieren, z. B. auch mit fermentiertem Gemüse in Rohkostqualität arbeiten. Wer keine Grapefruit mag, kann die etwas süßere Orange nehmen.

Geeignete Nahrungsergänzungsmittel

Unterstützung der Magenfunktion

Für viele Menschen stellt sich die Frage nach zu viel oder zu wenig Magensäure, denn beides kann zu Beschwerden wie Sodbrennen und Völlegefühl führen. Zunächst einmal erfüllt die Magensäure mehrere wichtige Aufgeben im Körper. Durch die Aktivierung des Verdauungsenzyms Pepsin spaltet sie Eiweiße in die einzelnen Aminosäuren auf. Zudem tötet die hohe Säurekonzentration im Magen aber auch schädliche Bakterien, Viren und andere Mikroorganismen ab, die mit der Nahrung aufgenommen werden. Auf diese Weise wird das Immunsystem unterstützt. Des Weiteren trägt die Magensäure zur Aufnahme bestimmter Nährstoffe bei, z. B. Vitamin B12, Eisen und Calcium. Sie aktiviert viele weitere Enzyme und hilft dabei, das optimale saure Milieu im Magen aufrechtzuerhalten, um eine effiziente Verdauung zu gewährleisten.

Betain-HCL

Ein guter Ansatz kann der Versuch mit einem Betain-HCL-Präparat sein. Dieses Nahrungsergänzungsmittel enthält eine Kombination aus Betain und Salzsäure und wird häufig als unterstützende Maßnahme zur Verdauungsförderung eingesetzt. Manche Präparate enthalten zusätzlich noch Pepsin, um die Eiweißverdauung im Magen zu unterstützen. Probieren Sie eine Kapsel und schauen Sie, ob Sie kurz darauf aufstoßen müssen. Wenn nicht, können Sie es mit zwei Kapseln versuchen und so weiter. Spätestens bei vier Kapseln sollte sich eine positive Reaktion zeigen. Reduzieren Sie dann die Kapseln auf die letzte Dosis, zu der keine Beschwerden aufgetreten sind, und nehmen Sie das Präparat zum Essen.

Wichtig: Bei seit Langem bestehenden und starken Beschwerden sollten andere Ursachen durch eine Magen-Darm-Spiegelung ausgeschlossen werden.

Enzympräparate

Präparate mit Enzymen wie Amylase, Lipase und Protease können helfen, Kohlenhydrate, Fette und Proteine im Verdauungstrakt abzubauen und besser zu verarbeiten. Menschen mit Verdauungsstörungen oder einem Mangel an bestimmten Verdauungsenzymen können davon profitieren. Sie können dabei Einzelpräparate zunächst nacheinander verwenden, um herauszufinden, welche Nahrungsbestandteile eine Unterstützung benötigen. Bei der Identifikation, welche Enzyme benötigt werden, leistet Ihnen das Ernährungssymptomtagebuch (s. Seite 71) gute Dienste.

Arbeiten Sie an einem günstigen Darmmilieu.

Unterstützung der Darmbarriere

Zink

Zink ist an tausenden verschiedenen enzymatischen Reaktionen beteiligt – ein Multitalent. Es unterstützt das Immunsystem, wirkt antioxidativ und beeinflusst den Stoffwechsel, das Hormonsystem sowie wichtige Neurotransmitter. Zusammen mit Vitamin A und C wirkt es sich sehr günstig auf die Stabilität Ihrer Darmbarriere aus.

Therapeutisch werden Dosen zwischen 10 und 20 Milligramm täglich empfohlen. Dauerhaft sollten Sie eine Dosierung über 30 Milligramm täglich vermeiden, da es zu Störungen im Kupfer- und Eisenhaushalt kommen kann (Sturniolo GC et al. 2001).

Glutamin

Glutamin ist eine Aminosäure, die eine wichtige Rolle bei der Regeneration der Darmzellen spielt. Sie kann dazu beitragen, die Schutzschicht des Darms zu stärken, indem diese Aminosäure den sich schnell teilenden Darmzellen als Energie- und Bausteinlieferant dient.

Glutamin wird in Dosen von 1 bis 10 Gramm je nach Verträglichkeit angewendet. Treten Blähungen oder Durchfall auf, kann die Dosis reduziert und aufgeteilt werden (Wang B et al. 2016).

Curcumin

Kurkuma, der indische Gelbwurz, der zur Familie der Ingwergewürze gehört, enthält viel Curcumin, das entzündungshemmende Eigenschaften besitzt. Es kann dazu beitragen, Entzündungen im Darm zu reduzieren und die Regeneration der Darmzellen zu fördern. Leider hat es eine schlechte Bioverfügbarkeit. Diese verbessern Hersteller oft durch eine Kombination mit Inhaltsstoffen des schwarzen Pfeffers. Eine weitere Möglichkeit sind spezielle industrielle Verfahren, in denen die Curcumine in kleine Pakete gesteckt werden, um besser aufgenommen werden zu können – Mizellen oder Liposomen genannt. Die unterschiedlichen Herstellungsverfahren machen eine einheitliche Dosisempfehlung schwierig.

Therapeutische Dosierungen liegen häufig zwischen 700 bis 1.400 Milligramm täglich (Anand P et al. 2007, Siddharth SG et al. 2018).

Geben Sie Ihrem Darm Zeit, sich zu erholen. Sollte es nach drei Monaten nicht zu einer ersten Besserung der Beschwerden kommen, sollten weitere Ursachen ärztlich abgeklärt werden.

Weitere sinnvolle Mikronährstoffe

Zu Mikronährstoffen, die sich in Form einer Nahrungsergänzung bei Entzündungen der Darmschleimhaut günstig für Ihr DIY-Programm auswirken können, gehören weiterhin:

Magnesium 300 bis 900 mg täglich, je nach Verträglichkeit

Omega-3-Fettsäuren 2 bis 4 g täglich

Vitamin A 1.000 bis 5.000 IE täglich

Vitamin C 500 bis 1.000 mg täglich, in Kombination mit Flavonoiden

Vitamin D 2.000 bis 5.000 IE täglich, Blutspiegel ärztlich kontrollieren lassen

Vitamin K2 60 bis 150 µg, in biologisch aktiver MK-7-all-trans-Form

2 Mikronährstoff-Fahrplan für einen stabileren Stoffwechsel

Glätten Sie mit dem Mikronährstoff-Fahrplan für einen stabileren Stoffwechsel Ihre Blutzuckerkurve.

Zucker ist bei Stoffwechselproblemen der Hauptverdächtige, aber nicht für alles verantwortlich. Essen Sie die falschen Fette (z. B. oxidierte Fette und Transfette) oder täglich einfach ein bisschen zu viel, kann auch das Entzündungen fördern und Sie schneller altern lassen. Auch Schlafmangel, Stress oder bestimmte Medikamente können Ihren Stoffwechsel maßgeblich mitbeeinflussen. Läuft er nicht rund, hängen wir buchstäblich in den Seilen. Zu Beginn können Sie die Beschwerden meist nicht in direkten Zusammenhang bringen. Vielleicht schlafen Sie schlecht, Ihnen fehlt am Morgen die Power, auch ein Komagefühl nach großen Mahlzeiten gehört zu den häufigen Beschwerden.

Förderlich sind allgemeine Lebensstilmaßnahmen, eine cleane Ernährung und ein gutes Stressmanagement, wie Sie es im Fahrplan für die gesunde Verdauung bereits kennengelernt haben. Hier folgen nun zusätzlich zielgerichtete Strategien für einen stabileren Stoffwechsel.

Das steht in diesem Fahrplan auf dem Programm

- Essen mit System: Dabei kommt es auf die Reihenfolge, Kombination und Auswahl Ihrer Lebensmittel an. Eine besondere Rolle für den Blutzucker spielen Esspausen. Das bedeutet, keine Snacks zwischen den Hauptmahlzeiten! Essigwasser, z. B. eine Viertelstunde vor der Mahlzeit getrunken, kann als Notfallbremse für flachere Blutzuckerkurven sorgen.
- Mit Bewegung können Sie dem Blutzucker ebenfalls Beine machen: Bereits zehn Minuten kräftigende Übungen nach dem Essen oder ein 20-minütiger Spaziergang genügen.
- Mikronährstoffdefizite von Vitamin B1, Chrom oder Mangan sollten ausgeglichen werden. Zusätzlich kann Berberin unterstützend eingesetzt werden.

Essen mit System: Was, wann, wie?

Veränderungen bewusst machen motiviert

Die Empfehlungen dieses DIY-Programms für einen stabileren Stoffwechsel sind in der Ernährungsmedizin lange bekannt. Inzwischen können Erfolge mittels kontinuierlicher Blutzuckermessung einfach überprüft und so Veränderungen sichtbar gemacht werden. Das motiviert und hilft durchzuhalten. Eine Methode möchte ich Ihnen daher kurz vorstellen.

Kontinuierliche Glukosemessung (CGM)

Während für Diabetiker vom Typ 1 eine kontinuierliche Blutzuckermessung seit Jahren zu den gängigen Therapieformen zählt, die unter bestimmten Bedingungen von den Krankenkassen bezahlt wird, bieten innovative Hersteller nun auch für Gesunde Systeme an, mit denen kontinuierlich der Blutzucker überprüft werden kann. Diese Geräte werden beispielsweise im Leistungssport und in der Biohacking-Szene erfolgreich eingesetzt, um den Blutzuckerverlauf über den Tag zu messen und so herauszufinden, mit welchen Methoden er sich am besten stabilisieren lässt. Solche kontinuierlichen Glukosemessgeräte (CGM) messen in der Regel den Glukosespiegel im Gewebe. Der erforderliche Sensor kann auch von Laien problemlos auf der Haut oberflächig platziert werden. Die gemessenen Glukosewerte werden drahtlos an ein Empfangsgerät übertragen.

Obwohl die Glukose im Gewebe gemessen wird, und nicht direkt im Kapillarblut – wie bei herkömmlicher Blutzuckermessung durch eine Blutprobe aus dem Finger üblich –, sind die Ergebnisse häufig nah beieinander. Der unschlagbare Vorteil der Echtzeitmessung ist, dass sich Zusammenhänge zwischen Ihrem Lebensstil, Nahrungsmittelunverträglichkeiten und Stressoren aufdecken lassen. Es können mithilfe eines CGMs nämlich nicht bemerkte Zuckerspitzen aufgespürt und in einen zeitlichen Zusammenhang mit dem Essverhalten gebracht werden. Auf diese Weise lässt sich experimentieren, durch welche Maßnahmen sich die eigene Blutzuckerkurve hinsichtlich eines bestimmten Nahrungsmittels positiv verändern lässt. So wird die Blutzuckerkurve z. B. flacher, wenn man statt nur eines Apfels gleichzeitig ein paar Nüsse dazu isst.

Moderne Blutzuckersensoren können dabei helfen, eine personalisierte Ernährung besser umsetzen zu können.

Für die Interpretation der Ergebnisse muss man wissen, dass die auf dem Markt verfügbaren CGMs nur Glukose, und keine Fruktose (Fruchtzucker) messen. Sie erinnern sich: Haushaltszucker besteht aus einem Teil Glukose und einem Teil Fruktose. Dennoch lassen sich über die Messungen indirekt Rückschlüsse ziehen. Bei alledem sollten aber auch die Grenzen der modernen Technik beachtet werden. Bei der kontinuierlichen Glukosemessung kann es etwa zu zeitlichen Verzögerungen (Minutenbereich) gegenüber dem tatsächlichen Blutzuckerspiegel kommen. Auch Störfaktoren wie eine ungenaue Kalibrierung oder wechselnde Platzierung des Sensors sind denkbar.

Second-Meal-Effekt: Auf die Reihenfolge kommt es an

Bereits in den 1980er-Jahren wurde der sogenannte *Second-Meal-Effekt* (engl. = Effekt der zweiten Mahlzeit) beschrieben. Studienergebnisse zeigten, dass die Blutzuckerreaktion auf eine Mahlzeit durch die Zusammensetzung der vorherigen Mahlzeit beeinflusst werden kann (Jovanovic A, Gerrard J und Taylor R 2009; Lee SH 2011). Obwohl der zugrunde liegende Mechanismus noch nicht komplett aufgeklärt wurde, scheinen Einflussfaktoren wie eine bessere Insulinempfindlichkeit nach der ersten Mahlzeit, langsamere Magenentleerung, verminderte Glukoseherstellung in der Leber sowie Darmhormone und die Zusammensetzung des Darmmikrobioms verantwortlich zu sein (Cani PD 2009). Obwohl sich der Second-Meal-Effekt von Mensch zu Mensch aufgrund mehrerer Faktoren unterscheiden kann und auch nicht bei jedem gleich stark ausgeprägt ist, kann er bei der praktischen Lebensmittelauswahl genutzt werden, um über den Tag eine bessere Blutzuckerkontrolle zu erreichen.

Bei Diabetikern wurde beobachtet, dass insbesondere eine ballaststoffreiche erste Mahlzeit den Blutzuckerspiegel nach der zweiten Mahlzeit durch eine Verlangsamung und Absenkung der Kohlenhydrataufnahme stabilisieren konnte (Weickert MO 2018). Auch eine Kombination von Kohlenhydraten mit Proteinen oder gesunden Fetten konnte den Second-Meal-Effekt verstärken.

Tipp: Wenn Sie Proteine und Fette zu Kohlenhydraten kombinieren, können Sie damit die Verdauung verlangsamen. Hierüber kann wiederum eine verzögerte Aufnahme von Kohlenhydraten mit einer flacheren Blutzuckerkurve erzielt werden. Auch das Sättigungsgefühl ließ sich in Studien günstig beeinflussen (Nutall FQ 1984).

So gelingt der perfekte Start in den Tag

Da viele Menschen nicht frühstücken, geht es beim Start in den Tag allgemein um die erste Mahlzeit, die Sie zu sich nehmen, z. B. auch zur Mittagszeit. Gerade diese erste Mahlzeit beeinflusst den weiteren Verlauf Ihres Blutzuckers (Second-Meal-Effekt). Sie sollte daher eiweiß- und ballaststoffreich sein sowie möglichst wenige Kohlenhydrate enthalten. Nach Vorlieben sorgen Speisen mit Quark, Nüssen und Saaten, Avocado oder frische Tomaten mit Mozzarella für einen gelungenen Start. Oder Sie probieren einmal ein herzhaftes Frühstücksomelett mit Pak Choi (s. Rezept Seite 143).

Wenn Sie sich generell mit Gemüse zum Frühstück anfreunden können, starten Sie eiweißreich und zuckerarm in den Tag. Ein ideales Gemüse wäre Brokkoli, der reich an vielfältigen Nährstoffen und sekundären Pflanzenstoffen ist.

Wenn morgens die Zeit knapp ist, können Sie sich mit einer Packung Tiefkühlbrokkoli (etwa 300 Gramm) behelfen. Einfach in einen Topf mit circa 500 ml Wasser geben und für drei Minuten zusammen mit 1 Esslöffel Senfsamen kochen. Hierdurch wird ▸▸

der Gehalt an gesundheitsförderndem Sulforaphan gesteigert, auch nachdem der Brokkoli durch Hitze behandelt wurde. Den Sud in einer großen Tasse auffangen, nach Belieben salzen und wie einen Tee trinken. Den Brokkoli ebenfalls nach Belieben würzen.

Tipp: Nach 15 Minuten bis maximal zwei Stunden können Sie Ihre erste Mahlzeit z. B. noch mit einem selbst gemachten Müsli vollenden (Rezept s. Seite 162): Neben dem weiter oben beschriebenen Second-Meal-Effekt sorgen die im Müsli enthaltenen Ballaststoffe dafür, dass die Blutzuckerkurve flacher ausfallen wird. Wichtig zu betonen ist, dass die individuellen Reaktionen variieren können. Es ist daher am besten, zusätzlich auf die Signale des eigenen Körpers zu hören.

Clever kombinieren: Vorspeisen erwünscht

Machen Sie es sich zur Gewohnheit, immer etwas Grünes – Salat oder viel Gemüse – zu kohlenhydratreichen Mahlzeiten zu essen.

Gehören Sie zu denen, die sich Vorspeisen bewusst verbieten? Dann kommt jetzt die gute Nachricht: Mit Vorspeisen, die sorgfältig ausgewählt werden, können Sie generell den beschriebenen Second-Meal-Effekt ausnutzen. Mit Vorspeisen sind nicht Chips und Gummibärchen gemeint. Sie könnten aber bei der Vorbereitung Ihrer Hauptmahlzeiten Gemüse oder proteinreiche Nüsse knabbern, sodass die eigentlichen Kohlenhydrate wiederum einer guten Basis folgen. Das Knabbern kann auch direkt in die Mahlzeit übergehen. Das Zeitfenster zwischen Vorspeise und der eigentlichen Mahlzeit sollte aber wieder einem Zeitfenster von maximal zwei Stunden folgen. Nach dieser Zeit verliert sich der positive Effekt auf die Blutzuckerkurve, da dann die Ballaststoffe aus Gemüse und Co. bereits aus dem oberen Dünndarm weiter runtergerutscht sind (Wyatt P et al. 2021).

Tipp: Es muss kein komplizierter Vorspeisensalat sein, aber er sollte viele Ballaststoffe enthalten, und es sollte eine möglichst große Portion werden – jedes grüne Blatt zählt. Dafür können Sie einen einfachen Salat mit Saaten oder Fetakäse strecken. Alternativ lagern Sie im Kühlschrank fermentiertes Gemüse, Salatgurke, Paprika oder Tomaten – wunderbare Knabbereien, die Sie vor der eigentlichen Mahlzeit bzw. während des Kochens naschen können. Sollten Sie Rohkost nur schlecht vertragen, können Sie gut gekochtes Gemüse oder gedünstete Hülsenfrüchte essen.

Essig: Notfallbremse für den Blutzucker

Notfallbremse klingt zugegebenermaßen deutlich dramatischer, als es ist. Ich möchte auf den Vorspeisensalat aufbauen und Ihnen weitere Tipps geben, die in diese Richtung gehen: Verwenden Sie nämlich Essig (z. B. Apfel-, Reis-, Balsamico-, Weißwein-, Rotweinessig) im Vorspeisensalat, fällt die Blutzuckerkurve ebenfalls flacher aus. Nun müssen Sie nicht immer einen Salat essen, um von diesen positiven Effekten zu profitieren. Biochemisch scheint hinter dem Abflachen der Blutzuckerkurve durch Essig zu stehen, dass die im Mund vorhandene Alpha-Amylase in ihrer Aktivität gehemmt wird. Dadurch wird nach dem Verzehr von Kohlenhydraten die Stärke im Mund nicht mehr in einzelne Zuckermoleküle aufgespalten, auch scheint die Glukose schneller in den Muskeln aufgenommen zu werden (Santos HO et al. 2019).

Tipp: Verdünnen Sie 1 bis 2 EL Essig in einem großen Glas Wasser (etwa 250 ml) oder füllen Sie sich für unterwegs etwas ab. Auch im Salatdressing wirkt Essig unterstützend: Verhältnis zu Öl etwa 1:3. Da Essig sehr sauer ist und den Zahnschmelz oder Magen beeinträchtigen kann, sollte er unbedingt verdünnt werden. Sie können sich im Anschluss auch den Mund mit Wasser ausspülen, um den Kontakt mit den Zähnen zu minimieren. Alternativ ist ein Strohhalm hilfreich. Optimal ist, wenn Sie den Essig circa eine Viertelstunde vor dem Essen zu sich nehmen. Auch bei Einnahme bis direkt im Anschluss an das Essen wurde der positive Effekt häufig beobachtet.

Hauptspeise: Das Gleiche ist nicht dasselbe

Wir kommen nun zur Hauptspeise, und auch hier ist die Reihenfolge entscheidend. Wie bereits empfohlen, versuchen Sie bitte immer mit dem Grünzeug zu beginnen (rote Paprika und Ähnliches zählt dazu). Das, was vielleicht neu für Sie ist: Bitte versuchen Sie, es auf Ihrem Teller wie bei einer strengen Trennkost zu halten. Sie essen also erst einmal nur das Gemüse und dann die Fett- bzw. Eiweißbeilage. Die Kohlenhydrate (Kartoffeln, Nudeln, Reis) heben Sie möglichst bis zum Schluss Ihrer Mahlzeit auf, wenn Sie Ihre Blutzuckerkurve schön flach halten möchten.

Warum das Ganze? Stellen Sie sich vor, Ihr Magen hat die Form eines Trichters, dessen Ende in den zarten Dünndarm hineinreicht. Ab dort geht es schlauchartig bis zum Ausgang. Beim Essen füllt sich dieser Trichter allmählich: Über die Gemüseschicht legen sich die Fette und Eiweiße, und ganz zum Schluss bildet sich die Schicht der Kohlenhydrate. Diese Reihenfolge wird stets beibehalten. Das bedeutet für Ihren Organismus, dass das zuerst gegessene Gemüse auch als Erstes in den Dünndarm weitergegeben wird. Essen Sie also zunächst Lebensmittel mit vielen Ballaststoffen, werden diese dort zuerst ankommen.

Das ist deswegen praktisch, da Ballaststoffe die Magenentleerung verlangsamen und im Dünndarm dafür sorgen, dass die Enzyme der Verdauungssäfte mehr Zeit benötigen, die Makronährstoffe – also Fette, Eiweiße, Kohlenhydrate – anzuknabbern. Infolgedessen steigt der Blutzuckerspiegel langsamer an. Auch Fette verlangsamen die Magenpassage. Wird die empfohlene Reihenfolge beibehalten, verlassen die Kohlenhydrate den Trichter erst ganz zum Schluss, um in den Dünndarm überzutreten. Läuft alles langsam und geordnet ab, steigt nicht nur der Blutzucker langsamer an, die Ballaststoffe sorgen auch dafür, dass insgesamt weniger des aufgespalteten Zuckers aufgenommen wird.

Tipp: Allein die Ablauffolge, in der Sie die Bestandteile einer Mahlzeit zu sich nehmen, führt zu einem besseren Stoffwechsel mit weniger Heißhungerattacken und mehr Energie (Shukla AP et al. 2015, Nishino K et al. 2018, Perry JR 2016, Gentilcore D et al. 2006). Obwohl Sie womöglich das Gleiche gegessen haben wie sonst, benötigt Ihr Körper weniger Insulin, Sie fühlen sich länger gesättigt und sparen sich noch dazu das oft komatöse Tief nach dem Essen.

Esspausen fördern die Entlastung

Esspausen spielen eine weitere wichtige Rolle für Ihre Blutzuckerkurve, denn sie entlasten das Verdauungssystem und die Bauchspeicheldrüse, was zu einer besseren Insulinreaktion führen kann. Essen Sie aber immer wieder über den Tag verteilt kleine Snacks oder Mahlzeiten, wird dabei jedes Mal Insulin ausgeschüttet, um den Blutzucker wieder zu senken. Dies kann zu einer übermäßigen Insulinproduktion führen und die Insulinsensitivität im Laufe der Zeit beeinträchtigen.

> Esspausen entlasten das Verdauungssystem und die Bauchspeicheldrüse, was zu einer besseren Insulinreaktion führt.

Verbringen Sie mehrere Stunden ohne Nahrung, oder leeren Sie durch Sport die Glykogenenergiereserven in Muskeln und Leber, gewinnt der stoffwechselflexible Körper Energie über Fettsäuren aus dem Fettgewebe. Hierdurch schaffen Sie es auch, besser Ihr Körpergewicht zu halten, was seinerseits eine bessere Empfindlichkeit gegenüber Insulin bedingen kann.

Befürchten Sie jetzt, dass Sie sich nicht mehr auf Kaffee und Kuchen am Nachmittag treffen dürfen? Diese Frage ist tatsächlich komplex und nicht einfach zu beantworten. Es kommt nämlich auf die Gesamtheit Ihrer Ernährungsgewohnheiten und die persönlichen Ziele an. Letztlich geht es darum, ein gesundes Maß und eine gewisse Balance zu finden. Neben der Wahl generell gesünderer Alternativen könnten Sie beispielsweise aus einer Zwischenmahlzeit oder einem Snack auch einen Nachtisch machen.

Tipp: Würden Sie sich beispielsweise für einen nicht zu üppigen Salat als Vorspeise entscheiden, und den Kaffee und Kuchen quasi im Anschluss daran genießen, wäre es für Ihre Blutzuckerkurve deutlich günstiger. Erinnern Sie sich bitte in diesem Zusammenhang noch einmal an das Zweistundenzeitfenster. Aber: Auch große Portionen gesunder Lebensmittel wie Vollkornprodukte, Obst und stärkehaltiges Gemüse sowie an Fetten und sogar Eiweißen können zu Blutzuckerspitzen führen. Hier heißt es also Vorsicht bzw. alles mit Maß und Ziel.

Mit Bewegung den Blutzucker senken

Bewegung führt über die Aktivierung der Muskeln ebenfalls zu einer Verbesserung des Blutzuckerspiegels. Um den erhöhten Energiebedarf zu decken, nehmen die Muskelzellen bei körperlicher Aktivität vermehrt Glukose aus dem Blut auf. Darüber hinaus erhöht regelmäßige Bewegung die Insulinsensitivität der Körperzellen, sodass die Muskeln besser in der Lage sind, Insulin für die Glukoseaufnahme zu nutzen. Beide Mechanismen senken den Blutzuckerspiegel.

10 Minuten Kräftigung oder 20 Minuten Spazieren

Nutzen Sie für diesen Effekt die erste Stunde nach der Mahlzeit, da der Blutzuckerspiegel meist erst nach der ersten Stunde nach dem Essen langsam seinen Höhepunkt erreicht. Und das Tolle ist, dass bereits zehn Minuten leichtes Krafttraining oder ein ungefähr 20-minütiger Spaziergang ausreichend sind. Prinzipiell können Sie Ihre Trainingseinheiten auch vor dem Essen absolvieren. Sollte es eine anstrengende Ausdauer- oder Krafteinheit werden, kann jedoch kurzfristig eine Blutzuckerspitze ausgelöst werden. Gleiches gilt, sollten Sie bereits länger nüchtern vor dem Training sein. Dies liegt daran, dass körperliche Anstrengung den Körper dazu anregt, Glukose aus den Energiespeichern freizusetzen, um den erhöhten Energiebedarf zu decken.

Regelmäßige körperliche Aktivität kann insgesamt zu einer Verbesserung des Blutzuckerspiegels beitragen.

Tipp: Regelmäßige körperliche Aktivität kann insgesamt zu einer Verbesserung der Blutzuckerkontrolle beitragen. Schauen Sie zu diesem Thema auch gerne noch einmal in den Bewegungsteil Ihres DIY-Programms auf Seite 103.

Herzhaftes Frühstücksomelett mit Pak Choi

Zubereitungszeit: 15 Minuten

Eine Portion enthält:
376 kcal
4 g Kohlenhydrate (davon 2 g Zucker)
28 g Fett
27 g Protein
1,5 g Ballaststoffe

Zutaten für 2 Personen

- 300 g Pak Choi
- 2 TL Olivenöl
- 1 Prise Salz
- schwarzer Pfeffer
- 4 Eier, Größe M
- 100 g Ziegenkäse
- 50 g fermentiertes Gemüse, z. B. Kimchi

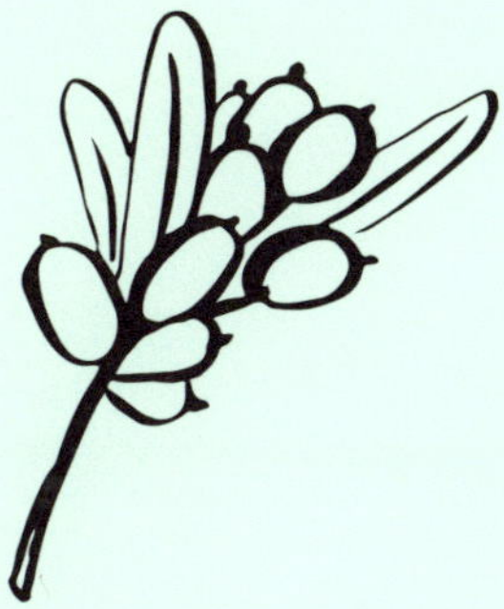

Zubereitung

Pak Choi gründlich waschen, trocknen und die Enden abschneiden. Danach in kleinere Stücke zerteilen, in einer Pfanne Olivenöl leicht erhitzen und den Pak Choi darin schwenken, bis er leicht zusammenfällt. Mit Salz und Pfeffer würzen und beiseitestellen.

In einer Schüssel die Eier aufschlagen und gut verquirlen. Mit Salz und Pfeffer nach Geschmack würzen. In derselben Pfanne bei leichter Hitze die verquirlten Eier eingießen und vorsichtig rühren, bis sie zu stocken beginnen. Dann den Ziegenkäse darüberbröseln und nach zwei Minuten alles auf einen Teller geben.

Das zuvor gedünstete Gemüse und das fermentierte Gemüse (alternativ sauer eingelegtes Gemüse) ebenfalls auf den Teller geben und sofort servieren.

Geeignete Nahrungsergänzungsmittel

Vorbeugung Insulinresistenz und Diabetes

Chrom

Studien deuten darauf hin, dass Chrompräparate die Insulinsensitivität verbessern und die Blutzuckerkontrolle bei Menschen mit Insulinresistenz und Diabetes vom Typ 2 unterstützen können. In diesen Fällen kann ergänzend zu einer Ernährungsumstellung ärztlich begleitet Chrom eingenommen werden. Die Dosierung kann variieren, aber in vielen Studien wurden täglich 200 bis 1.000 µg Chrom täglich verwendet (Vincent VB 2010, Costello RB 2016).

Berberin

Berberin ist ein Bioaktivstoff, der in vielen Pflanzen vorkommt. Er wurde in verschiedenen Studien untersucht und zeigt vielversprechende Ergebnisse bei der Behandlung von Insulinresistenz und Diabetes vom Typ 2. Obwohl die genaue Wirkungsweise von Berberin auf die Insulinsensitivität noch nicht vollständig geklärt ist, können Sie einen therapeutischen Versuch mit etwa 500 bis 1.500 mg pro Tag machen. Diese Dosierung scheint gut verträglich zu sein und wurde in verschiedenen Studien als wirksam zur Verbesserung der Blutzuckerkontrolle und zur Verringerung der Insulinresistenz gefunden (Lan J et al. 2015, Feng X et al. 2019). Man sollte die Dosis zu den Mahlzeiten in zwei oder drei Dosen aufteilen.

Weitere sinnvolle Mikronährstoffe

Zu den Mikronährstoffen, die weiterhin helfen können, eine Insulinresistenz zu verbessern, gehören:

Magnesium 300 bis 900 mg täglich, je nach Verträglichkeit

Mangan 1 bis 5 mg täglich

Omega-3-Fettsäuren 2 bis 4 g täglich

Vitamin-B-Komplex Dosierungsempfehlung für einzelne B-Vitamine, s. Quick-Start Seite 184

Vitamin D 2.000 bis 5.000 IE täglich, Blutspiegel ärztlich kontrollieren lassen

Vitamin K2 60 bis 150 µg, in biologisch aktiver MK-7-all-trans-Form

Zink 15 bis 30 mg täglich

Wichtiger Hinweis: Es ist zu beachten, dass die alleinige Einnahme dieser Nährstoffe wahrscheinlich nicht ausreicht, um Insulinresistenz zu bekämpfen. Vielmehr sind diese Empfehlungen als Teil des hier vorgestellten ganzheitlichen Ansatzes zu sehen.

Die Kombination aus Lebensstilmaßnahmen und der Einnahme von Mikronährstoffen zusammen macht den Unterschied aus.

3 Mikronährstoff-Fahrplan bei hohem Stresslevel

In unserer schnelllebigen Welt, die von Technologie, ständiger Verfügbarkeit und hohem Arbeitstempo geprägt ist, ist Stress für viele von uns allgegenwärtige Realität. Während ein gewisses Maß an Stress eine natürliche und sogar hilfreiche Reaktion auf Herausforderungen ist, kann chronischer Stress ernsthafte Auswirkungen auf Gesundheit, Wohlbefinden und Lebensqualität haben. Daher geht es in diesem Mikronährstoff-Fahrplan gezielt um die Entwicklung einer Stressresistenz und damit die Fähigkeit, angemessen auf Stress reagieren und sich davon erholen zu können.

Störungen unseres Nervensystems sind meist nicht nur auf eine Ursache zurückzuführen. Vielmehr ist es häufig eine Kombination ungünstiger Faktoren, die sich direkt oder indirekt beeinflussen können. Auch hier gelten die schon besprochenen Lebensstilmaßnahmen und insbesondere Entspannungsmethoden zur Stimulierung des Vagusnervs. Bitte nehmen Sie es immer ernst, wenn Sie Beschwerden wie Konzentrationsstörungen, Schlafstörungen oder Stimmungsschwankungen bemerken. Allein die Tatsache, dass solche Symptome häufig bei Menschen vorkommen, bedeutet noch nicht, dass sie normal sind. Auch sollten Sie einen langsam fortschreitenden Funktionsverlust nicht automatisch damit begründen, dass Sie einfach älter werden. Es gibt Zeit Ihres gesamten Lebens viele Möglichkeiten, gehirnfreundliche Routinen in den Alltag einzubauen.

Tipp: Da es aufgrund von chronischem Stress häufig zu Störungen im Verdauungstrakt und Stoffwechselstörungen kommt, könnten auch die Mikronährstoff-Fahrpläne für eine gesunde Verdauung und einen stabileren Stoffwechsel interessant für Sie sein.

Das steht in diesem Fahrplan auf dem Programm

- Sich den Einflussfaktoren der eigenen Emotionen bewusst zu werden, kann vieles zum Positiven hin verändern. Dazu gehören auch bestimmte Lebensmittel, die Sie eher hibbelig machen, statt zu beruhigen, und die es daher möglichst zu meiden gilt.
- Grünes Blattgemüse, dunkle Schokolade und Walnüsse werden diesen Fahrplan dagegen bereichern, da diese Lebensmittel zu mehr Stressresistenz beitragen können.
- Bei Bedarf nutzen Sie wieder eine gezielte Nahrungsergänzung mit Mikronährstoffen sowie Adaptogene. Es handelt sich dabei um eine Klasse pflanzlicher Verbindungen, die Sie dabei unterstützen können, entspannter mit Stress umzugehen. Adaptogene werden als traditionelle Heilpflanzen in verschiedenen Kulturen verwendet und für ihre ausgleichende Wirkung auf verschiedene Körperprozesse geschätzt.

So entwickeln Sie eine bessere Stressresistenz

Welche Nährstoffe für die Stressbotenstoffe wichtig sind

Wir hatten bereits darüber gesprochen, dass Stress die Regelläufe der Hypothalamus-Hypophysen-Nebennierenachse durcheinanderbringen kann, also Ihre Stressachse, was wiederum zu Störungen im Hormon- und Neurotransmitterhaushalt führen kann. Typische Symptome sind Erschöpfung, Schlafstörungen, Stimmungsprobleme, Stoffwechselstörungen und eine geschwächte Immunfunktion. Auf den nächsten Seiten lernen Sie zunächst die Bausubstanzen kennen, die nötig sind, damit überhaupt Hormone und Neurotransmitter in Ihrem Körper gebildet werden können. Im Anschluss finden Sie Tipps, mit welchen pflanzlichen Stoffen, bioidentischen Hormonen und Mikronährstoffen Sie begleitend zu den schon vorgestellten Lebensstilmaßnahmen arbeiten können.

Eine ausgewogene Ernährung, genug Schlaf, Bewegung und Stressmanagement stärken die Stressresistenz.

Gehen wir also ins Detail: So banal es klingen mag, Nervenzellen brauchen Sauerstoff. Neben Durchblutungsstörungen kann auch ein einfach zu behebender Eisenmangel oder ein unbemerktes Magengeschwür mit kleinsten, aber sich wiederholenden Blutungen zu einer Blutarmut führen, und es dadurch zu einer mangelhaften Sauerstoffversorgung kommen.

Ihre Nervenzellen kommunizieren mittels chemischer Signale, den Neurotransmittern, miteinander. Diese werden von einer Nervenzelle freigesetzt und binden an einen Rezeptor auf einer anderen Nervenzelle. Dieser mehrteilige Prozess kann jedoch aufgrund unterschiedlicher Probleme gestört werden, wenn die Grundstoffe fehlen. Oder die Botenstoffe funktionieren nicht ordentlich an ihren Rezeptoren oder sie werden zu schnell oder zu langsam abgebaut. Solche Beeinträchtigungen können zu Problemen bei der Stressbewältigung führen, infolgedessen kann Ihr emotionales Wohlbefinden mitunter empfindlich beeinträchtigt werden.

Jede länger als drei Monate andauernde Müdigkeit sollte ärztlich abgeklärt werden.

Wichtig: Es ist wichtig, dass alle Neurotransmitter in einem gesunden Gleichgewicht miteinander arbeiten. Neben den Lebensstilfaktoren, die ich als wichtige Basis bewusst immer wieder erwähne, können Störungen im Hormonsystem, chronische Entzündungen sowie auch Umweltschadstoffe zu einer gestörten Kommunikation der Nervenzellen führen. Jede länger als drei Monate andauernde Müdigkeit sollte ärztlich abgeklärt werden.

Noradrenalin

Kommen wir zu den Hauptakteuren aus der Familie der Neurotransmitter, die für Emotionen relevant sind: Das autonome Nervensystem benutzt überwiegend Noradrenalin zur Übertragung von Nervensignalen des Sympathikus. Noradrenalin wirkt auf Rezeptoren in den Zielgeweben und vermittelt Körperreaktionen auf Stress. Hierzu wird die Wachsamkeit erhöht, über einen schnelleren Puls und erhöhten Blutdruck werden Sie leistungsfähiger. Über eine Erweiterung der Bronchien können Sie auch mehr Sauerstoff aufnehmen.

Um Noradrenalin herzustellen, dient die Aminosäure Tyrosin als Ausgangsstoff, der durch mehrere Enzyme und deren Cofaktoren zum Noradrenalin aufgebaut wird. Zu den Cofaktoren gehören Vitamin C und D, B-Vitamine und Eisen. Gute Lebensmittelquellen sind in diesem Zusammenhang tierische Produkte wie Fleisch, Eier und Käse. Aber Vorsicht: Steigt der Noradrenalinspiegel zu sehr an, können Sie ganz hibbelig werden.

Acetylcholin

Der Parasympathikus vermittelt über Acetylcholin die meisten seiner Wirkungen. Dieser Neurotransmitter reguliert Körperfunktionen wie Verdauung, Herzfrequenzsenkung, Pupillenverengung und Förderung von Ruhe und Entspannung. Zusätzlich ist er für Lernprozesse und Gedächtnisfunktionen zuständig. Um die Bildung und Funktion von Acetylcholin zu verbessern, brauchen Sie als Grundbaustoff ausreichend Cholin. Gute Quellen hierfür sind ebenfalls insbesondere tierischer Herkunft: z. B. Eier, Fleisch, Fisch, darüber hinaus aber auch Sojabohnen und Nüsse. Weiterhin werden unterschiedliche B-Vitamine und die Omega-3-Fettsäuren benötigt.

GABA

Ein weiterer Neurotransmitter, der Ruhe in das Leben bringt, ist GABA, die Gamma-Aminobuttersäure. Sie ist ein hemmender Neurotransmitter, der die Aktivität von Nervenzellen vermindert und eine wichtige Rolle bei der Regulation neuronaler Erregbarkeit spielt. GABA wird mithilfe eines bestimmten Enzyms aus der Aminosäure Glutamat aufgebaut, die Aminosäure Theanin kann unterstützend wirken. Benötigte Cofaktoren für den Aufbau von GABA sind Vitamin B6, Zink und Magnesium. Obwohl es schwierig ist, den GABA-Spiegel im Gehirn direkt über die Ernährung zu beeinflussen, kann die Zufuhr von Vollkornprodukten und Hülsenfrüchten notwendige Cofaktoren und Aminosäuren liefern. Interessant sind weiterhin Pflanzenstoffe wie Baldrian oder Passionsblume.

Serotonin

Erhöhen Sie die Dosen zur Neurotransmitterunterstützung schrittweise und behalten Sie dann die minimalste effektive Dosierung bei.

Serotonin ist für die Regulation von Stimmung, Schlaf, der Appetitkontrolle und weiterer wichtiger Funktionen im Gehirn verantwortlich. Es wird aus der Aminosäure Tryptophan synthetisiert. Tryptophanreiche Lebensmittel sind Geflügel, Eier, Milchprodukte, Hülsenfrüchte, Vollkornprodukte sowie Nüsse und Samen. Für die Umwandlung von Tryptophan in Serotonin werden mehrere Enzyme und Cofaktoren benötigt, darunter z. B. Eisen, Vitamin B6 und S-Adenosylmethionin (SAMe). Ein wichtiger Zwischenschritt ist das 5-Hydroxytryptophan (5-HTP), das auch als Einzelsubstanz in Form eines Nahrungsergänzungsmittels gegeben werden kann. Ähnlich wie beim GABA ist es jedoch schwierig, dass ausreichend benötigte Bausteine über die Bluthirnschranke in das Gehirn gelangen.

Ein Anstieg des Insulinspiegels, der durch den Verzehr von Kohlenhydraten ausgelöst wird, kann die Aufnahme konkurrierender Aminosäuren in die Muskulatur fördern und somit Tryptophan den Weg ins Gehirn erleichtern. Der von Großmutter gut gemeinte Rat, eine Tasse Milch mit Honig zu trinken, ist also ein smarter Tipp.

Drei Lebensmittel, die Gelassenheit fördern

Über Geschmack lässt sich nicht streiten, Sie können sich daher aus den folgenden Lebensmitteltipps das herauspicken, was Ihnen am ehesten mundet, wenn wieder ein anstrengender Tag ansteht.

Dunkle Schokolade

Sie enthält viele sekundäre Pflanzenstoffe wie Flavonoide, die sich positiv auf die Stimmung und den kognitiven Zustand auswirken können. Dieser Effekt kann über eine Verminderung des Stresshormons Cortisol und der Katecholamine Adrenalin, Noradrenalin, Dopamin und über die Beeinflussung des Mikrobioms erreicht werden. Dies konnte in einer Studie bereits nach dem Genuss von täglich 40 g dunkler Schokolade über einen Zeitraum von 14 Tagen gezeigt werden (Martin FP et al. 2009).

Walnüsse

Da fettreicher Seefisch mit Schwermetallen belastet sein kann, empfehle ich meinen Patientinnen und Patienten lieber eine heimische pflanzliche Quelle für Omega-3-Fettsäuren: die Walnüsse. Diese können dazu beitragen, Stress und Angstzustände zu reduzieren. In der Regel werden 30 g täglich (eine Handvoll) Walnüsse empfohlen (Adan RAH et al. 2019).

Grünes Blattgemüse

Grünes Blattgemüse wie Spinat und Grünkohl ist reich an Magnesium, ein Mineral, das für die Gehirnfunktion wichtig ist. Es kann Ihnen dabei helfen, den Körper ruhig zu halten und Stress abzubauen (Young SN 2007). Probieren Sie doch einfach einmal das Rezept Grüner Smoothie (s. Seite 152). Dieser ist schnell gemacht, reich an Nährstoffen und bietet eine erfrischende Möglichkeit, um wichtige Vitamine und Mineralstoffe aufzunehmen.

Grüner Smoothie

Zubereitungszeit: 5 Minuten

Eine Portion enthält:
189 kcal
12 g Kohlenhydrate (davon 9 g Zucker)
5 g Fett
16 g Protein
4,5 g Ballaststoffe

Zutaten für 2 Personen

1 Scheibe Ananas
½ Apfel
300 g Salatgurke
½ Avocado
100 g frischer Spinat
40 ml Zitronensaft
150 ml Wasser
30 g Proteinpulver
1 Prise Salz
Außerdem: Eiswürfel

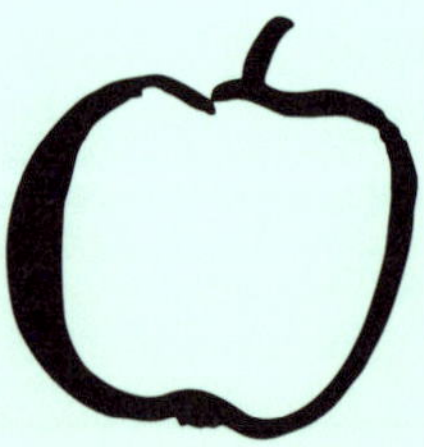

Zubereitung

Ananas und Apfel schälen und in Stücke schneiden. Die Salatgurke schälen, entkernen und grob würfeln. Die Avocado halbieren, den Kern entfernen und das Fruchtfleisch herauslöffeln.

Alle Zutaten mit dem geputzten Spinat, Zitronensaft und Wasser zusammen in einen Mixer geben und gründlich mixen, bis ein cremiger und gleichmäßiger Smoothie entsteht. Zum Schluss das Proteinpulver (je nach Verträglichkeit ein geschmacksneutrales Wheyprotein oder ein veganes Produkt) und die Prise Salz untermixen.

Nach Geschmack ein paar Eiswürfel hinzufügen und ebenfalls untermixen, um eine kühlere Konsistenz zu erreichen. Auf zwei Gläser aufteilen und sofort servieren.

Tipp: Der Smoothie kann nach Belieben variiert werden, indem Sie anderes grünes Blattgemüse und Obstsorten nach Saison verwenden.

Geeignete Nahrungsergänzungsmittel

Mit Adaptogenen unterstützen

Die pflanzlichen Verbindungen der Adaptogene können eine ausgleichende Wirkung auf verschiedene Körperprozesse haben. Je nach Bedarf können sie sowohl stimulierend als auch beruhigend wirken. Zudem helfen sie bei Anpassungsprozessen, indem sie die Aktivität der Stressachse regulieren. Die Pflanzenextrakte werden als Nahrungsergänzungsmittel oder Kräutertees angeboten (Todorova V et al. 2021). Vielleicht kommt Ihnen die ein oder andere der folgenden Empfehlungen daher schon ein wenig bekannt vor:

Ashwagandha

Ashwagandha (Withania somnifera) kann Ihnen helfen, die Stressreaktion des Körpers zu modulieren, indem es den Cortisolspiegel senkt und die Serotoninproduktion unterstützt. Darüber hinaus besitzt Ashwagandha antioxidative Eigenschaften, die dazu beitragen können, Zellen vor Schäden durch freie Radikale zu schützen. Sie sollten zunächst mit einer niedrigen Dosierung beginnen und die Verträglichkeit und Wirkung beobachten, bevor die Dosis erhöht wird. Dieses Prinzip kann generell bei allen Adaptogenen beherzigt werden (Lopresti et al. 2019, Singh N et al. 2011, Choudhary et al. 2017).

> Adaptogene sind Pflanzenstoffe, die den Körper unterstützen, Stress auszugleichen und das geistig-körperliche Gleichgewicht zu fördern.

Übliche Dosierungen liegen häufig im Bereich von 300 bis 600 mg eines Extrakts pro Tag.

Rosenwurz

Rosenwurz (Rhodiola Rosea) kann Ihnen dabei helfen, die körpereigene Stressantwort zu regulieren, indem es die Ausschüttung von Stresshormonen wie Cortisol moduliert und die Serotoninverfügbarkeit verbessert.

Typische Dosierungen liegen im Bereich von 200 bis 600 mg eines Extrakts täglich (Panossian A 2010, Hung SK 2011).

Passionsblume

Passionsblume (Passiflora incarnata) kann die Freisetzung oder Wirkung von GABA im Gehirn erhöhen, was zu einem Gefühl der Entspannung und Verringerung von Angst und Stress führen kann. Zusätzlich kann sie die Aktivität von Serotonin im Gehirn beeinflussen und die Stimmungsregulation günstig beeinflussen.

Die gängigen Dosierungen liegen im Bereich von 200 bis 500 mg eines Extrakts täglich (Grundmann O et al. 2008, Appel K et al. 2011).

Griffonia

Steigern Sie die Einnahme von Phytoprodukten langsam und legen Sie nach einer Packung eine zweiwöchige Pause ein, um Anpassungsprozessen entgegenzuwirken.

In ihrem Samen enthält diese Pflanze den natürlichen Inhaltsstoff 5-Hydroxytryptophan (5-HTP), einen Vorläufer des Serotonins. Indem sie die Produktion von Serotonin erhöht, kann Griffonia (Griffonia simplicifolia) dazu beitragen, die Stimmung zu verbessern und Stressreaktionen abzumildern. Darüber hinaus kann sie helfen, den Schlaf zu verbessern. Serotonin wird nämlich teilweise in Melatonin umgewandelt, ein wichtiges Hormon für Ihren Schlaf-wach-Rhythmus.

Übliche Dosierungen von Griffoniaextrakten liegen im Bereich von 50 bis 300 mg 5-HTP täglich (Muszyńska B et al. 2015).

Stressbewältigung und antioxidativer Schutz

Magnesium

Neben den bereits vorgestellten Adaptogenen ist der Einsatz weiterer Mikronährstoffe sinnvoll, darunter beispielsweise das Magnesium. Es ist bei unzähligen körperlichen Reaktionen beteiligt und spielt auch eine wichtige Rolle bei der Stressbewältigung sowie für die Aufrechterhaltung eines gesunden Nervensystems. Über eine Regulation der Stressachse passt Magnesium beispielsweise Stresshormone wie Cortisol und Adrenalin an. Weiterhin ist es an der Energieproduktion auf Zellebene beteiligt. Ein Magnesiummangel kann zu Müdigkeit und Erschöpfung führen, was die Stressresistenz beeinträchtigen kann.

Der Magnesiumbedarf kann von Person zu Person schwanken, allgemein liegt er in einem Bereich von 300 bis 400 mg über den Tag verteilt. In stressigen Phasen kann es nützlich sein, abends vor dem Schlafengehen eine zusätzliche Dosis einzunehmen. Hierbei sollten Sie auf die Stuhlkonsistenz achten, da Magnesium eine abführende Wirkung haben kann. Auf diese Art und Weise können Sie Ihre individuelle Dosis herausfinden – Dosen über 1 g täglich sollten jedoch vermieden werden (Tardy AL et al. 2020). Sollten Sie die Zusammensetzung eines Präparates nicht gut vertragen, lohnt es, andere Hersteller auszuprobieren.

Coenzym Q10

Stress kann über eine Beeinträchtigung des Energiestoffwechsels sowie einen Anstieg der oxidativen Belastung zu Erschöpfung führen. Coenzym Q10 besitzt antioxidative Eigenschaften und kann dabei helfen, diesen oxidativen Stress abzufangen und die Zellen vor Schäden durch freie Radikale zu schützen. Coenzym Q10 spielt damit eine wesentliche Rolle bei der Energieproduktion in den Mitochondrien, den Kraftwerken Ihrer Zellen.
Der tägliche Bedarf liegt bei 100 bis 300 mg (Bjørklund G 2019).

> Lesen Sie immer nach, welche Zusatzstoffe in Supplementen enthalten sind. Zudem gibt es durch die Kombination von Mikronährstoffen mitunter große Preisunterschiede zwischen den Präparaten.

Aminosäuren Tyrosin und Tryptophan

Über die Beeinflussung verschiedener neurochemischer Prozesse im Körper spielen sie eine wichtige Rolle bei der Stressbewältigung. Tyrosin wird für die Herstellung von Dopamin, Noradrenalin, Adrenalin sowie der Schilddrüsenhormone benötigt, so wie Tryptophan für die Serotoninbildung. Sie sollten daher darauf achten, zu jeder Mahlzeit ausreichend Eiweiß zu essen. Neben Fleisch, Eiern und Milchprodukten können Sie hierzu auch pflanzliche Produkte wie Hülsenfrüchte, Vollkornprodukte, Nüsse und Samen nutzen. Auch Proteinpulver oder Presslinge aus

Aminosäuren sind gute Quellen (Jongkees BJ 2015, Raul Portuguez C 2020).

Weitere sinnvolle Mikronährstoffe

Eine bessere Stressverarbeitung können zusätzlich folgende Mikronährstoffe unterstützen:

Omega-3-Fettsäuren 2 bis 4 g täglich

Phosphatidylcholin 300 mg täglich

Vitamin-B-Komplex Dosierungsempfehlung für einzelne B-Vitamine, s. Quick-Start Seite 184

Vitamin C 500 bis 1.000 mg täglich, in Kombination mit Flavonoiden

Vitamin D 2.000 bis 5.000 IE täglich, Blutspiegel ärztlich kontrollieren lassen

Vitamin K2 60 bis 150 µg, in biologisch aktiver MK-7-Form

Die Mikronährstoffeinnahme ist eine ergänzende Maßnahme und stellt keine alleinige Lösung stressbedingter Probleme dar.

Bioidentische Hormone

Es kann vorkommen, dass Ihr Akku bereits so leer ist, dass Ihnen die Energie fehlt, um überhaupt Dinge in Ihrem Leben verändern zu können. Gesünder zu essen, mehr Bewegung und neue Strukturen in den Alltag einzubauen, kostet zunächst Kraft. Bevor Ihnen das Leben wieder leichter fällt, ist also auch Geduld und Achtsamkeit mit sich selbst gefragt.

In solchen Fällen und mit zunehmendem Alter kann unterstützend ein bioidentisches Hormon helfen. Beispiele hierfür sind neben Östradiol und Progesteron, Hydrocortison oder Dehydroepiandrosteron (DHEA). Allein die Beschreibung individueller Symptome reicht jedoch nicht aus, um sich für eine Gabe zu entscheiden. Vielmehr sind für eine sichere Anwendung eine Ausgangsmessung sowie Verlaufskontrollen Voraussetzung. Die Arbeit mit den rezeptpflichtigen bioidentischen Hormonen gehört daher in die Hände erfahrener Ärztinnen und Ärzte bzw. therapeutischer Fachleute.

4 Mikronährstoff-Fahrplan für die Hormonbalance

Hormone sind bei der Regulation verschiedener Körperfunktionen wie Stoffwechsel, Fortpflanzung, Stimmung und Energie entscheidend. Eine bessere Hormonbalance ist also für das allgemeine Wohlbefinden von großer Bedeutung. Ist unser hormonelles Gleichgewicht gestört, können sich Symptome wie Müdigkeit, Gewichtszunahme, Stimmungsschwankungen und Probleme mit dem Menstruationszyklus herausbilden. Dazu, wie Sie die beiden Masterhormone Cortisol und Insulin selbst mitbeeinflussen können, haben Sie bereits viele Informationen erhalten. Weiterhin sticht die Schilddrüse mit ihren Hormonen in puncto Wohlbefinden und Energie heraus. Im ersten Kapitel haben Sie diesen Energie-Player schon kennengelernt, der von entscheidender Bedeutung für zahlreiche Körperfunktionen und die Aufrechterhaltung des Stoffwechsels, von Wachstum und Entwicklung ist.

Die Schilddrüsenunterfunktion (Hypothyreose) tritt Studien zufolge in der Gesamtbevölkerung der USA, in Dänemark und Großbritannien bei etwa drei bis zehn Prozent auf, wobei Frauen häufiger betroffen sind als Männer. Bei einer Untergruppe der Schilddrüsenunterfunktionen, der Hashimoto-Thyreoiditis, handelt es sich um eine Autoimmunerkrankung, bei der das Immunsystem die Schilddrüse angreift und Schäden am Schilddrüsengewebe verursacht. Diese Form der chronischen Schilddrüsenentzündung kann in jedem Lebensalter auftreten, auch wenn sie oft erst im Erwachsenenalter diagnostiziert wird. In den letzten Jahrzehnten ist offensichtlich auch in Deutschland ein Anstieg zu verzeichnen. Die Gründe dafür sind noch nicht vollständig verstanden. Angenommen wird, dass genetische und Umweltfaktoren eine Rolle spielen (Schübel J 2017, Allelein S 2017, Chaker L 2017).

Frauen sind häufiger als Männer von Schilddrüsenunterfunktionen betroffen.

Wichtig: Die Hashimoto-Thyreoiditis ist eine Erkrankung, die ärztlich betreut werden muss. Häufig ist die Gabe von Schilddrüsenhormonen erforderlich, wenn bereits viel Schilddrüsengewebe zerstört wurde.

In diesem Fahrplan meines DIY-Programms für Energiegeladene möchte ich Ihnen darüber hinaus aber auch zeigen, was Sie selbst machen können, damit Ihre Schilddrüse bestmöglich versorgt ist, um Ihren Energielevel zu erhalten bzw. wiederzuerlangen. Neben einem antientzündlichen Management und einer gesunden Darmfunktion (s. auch Mikronährstoff-Fahrplan für Ihre gesunde Verdauung, ab Seite 120 sowie ab Seite 183) braucht es dabei eine gute Mikronährstoffversorgung.

Das steht in diesem Fahrplan auf dem Programm

- Neben den im ersten Teil des DIY-Programms vorgestellten gezielten Veränderungen im Lebensstil geht es jetzt darum, bestimmte Lebensmittel wegzulassen, die aufgrund einer Unverträglichkeit (z. B. Gluten) Entzündungsreaktionen triggern können.
- Eine weitere Säule in diesem Konzept für ein verbessertes Hormongleichgewicht: Es ist notwendig, täglich ausreichend Baustoffe für die Produktion von Schilddrüsenhormonen bereitzustellen. Die wichtigsten Mikronährstoffe und Nahrungsergänzungsmittel stelle ich Ihnen hier vor. Nach meiner Erfahrung ist es erstaunlich, was diese beiden Säulen – zusätzlich zu Ihrem Lebensstil und je nach persönlicher Situation ergänzend zur schulmedizinmischen Therapie – für eine gut eingestellte Hormonbalance bewirken können. Probieren Sie es doch einfach einmal aus!

Mögliche Ernährungsformen bei problematischen Lebensmitteln

Dass stark verarbeitete Lebensmittel mit ihren vielen Zusatzstoffen, künstlichen Aromen und Konservierungsmitteln sowie zu viel Zucker Entzündungen triggern können, ist vielen klar. Die Nachricht, dass gesunde Lebensmittel wie Vollkornprodukte, Hülsenfrüchte oder Nachtschattengewächse wie Tomaten oder Kartoffeln mitunter auch problematisch sein können, müssen viele von Autoimmunerkrankungen Betroffene sprichwörtlich erst einmal verdauen. Obwohl die Mechanismen für Autoimmunerkrankungen vielschichtig sind und wie gesagt noch nicht vollständig verstanden, scheinen Darmentzündungen sowie Störungen der Darmbarriere dafür verantwortlich zu sein. Bei einer gestörten Darmbarriere können Nahrungsmittel und andere Substanzen übermäßig in Kontakt mit unserem Immunsystem kommen. Dies kann Entzündungen fördern und Autoimmunität potenziell verschlimmern.

Viele Menschen mit einer Hashimoto-Thyreoiditis leiden unter Nahrungsmittelunverträglichkeiten. Doch häufig fällt es den Betroffenen schwer, diese zu enthüllen, da die entsprechenden Reaktionen des Immunsystems und Symptome erst einige Stunden bis Tage zeitverzögert nach Allergenkontakt auftreten (T-Zell-vermittelte Reaktion). Dabei spielen andere Antikörper (IgG4) eine Rolle als bei Typ-I-Allergien (IgE), auch Soforttyp-Allergien genannt (z. B. Heuschnupfen). Es stehen zwar unterschiedliche Verfahren zur Verfügung, jedoch sind diese wissenschaftlich noch umstritten, und es braucht Erfahrung bei der Auswertung entsprechender Untersuchungen. Nutzen Sie auch das Ernährungssymptomtagebuch, um spezielle Unverträglichkeiten aufzudecken.

> Auch wenn nicht jeder Mensch mit Hashimoto von einer Eliminationsdiät profitieren wird, kann man sich eine gezielte Ernährungsweise für den Heilungsprozess zunutze machen, ohne diese dauerhaft umsetzen zu müssen.

Auch wenn nicht jeder Mensch mit Hashimoto-Thyreoiditis von einer Eliminationsdiät profitieren wird, kann man sich eine gezielte Ernährungsweise für den Heilungsprozess zunutze machen, ohne diese dauerhaft umsetzen zu müssen. Welche Methode für Sie passt, hängt von Ihrer persönlichen Gesundheitssituation ab. Je stärker und häufiger Ihre anfänglichen Beschwerden sind, desto länger und strenger werden Sie wahrscheinlich die einzuleitenden Maßnahmen durchhalten müssen. Auch können einzelne Empfehlungen variieren. Sollten Sie beispielsweise Milchprodukte gut vertragen können, wäre es schade, diese einfach im Rahmen einer Paleodiät wegzulassen.

Tipp: Vergessen Sie bitte nie, dass Ernährungsempfehlungen (Diätpläne) immer individuell sind und Sie zudem auf Ihr Bauchgefühl hören sollten. Ich stelle weiter unten einige bekannte, wenn auch teils von der Wissenschaft umstrittene, Eliminationsdiäten vor. Wichtig ist, wenn Sie selbstständig Nahrungsmittel aus Ihrem Leben streichen, dass Sie sich informieren, wie Sie dennoch ausreichend Nährstoffe zuführen können. In der Regel bieten Selbsthilfegruppen hierzu nützliche Informationen kostenfrei an. Sie können auch selbst die Länge einer Diätphase je nach Befinden mitbestimmen. In der Regel dauert die strenge Phase bis zur Besserung der Beschwerden eine Woche bis etwa einen Monat. Die Wiedereinführung ausgelassener Lebensmittel hängt vom individuellen Befinden ab und sollte in der Regel dann starten, wenn sich die Beschwerden gelegt haben.

Vertrauen Sie Ihrem Bauchgefühl, denn: Nicht jedes als gesund geltende Nahrungsmittel ist auch für jeden passend.

Dann können Sie beginnen, jeweils ein Nahrungsmittel über drei Tage hinweg zu nehmen. Bleiben die Beschwerden aus, können Sie mit dem nächsten fortfahren. Unter Umständen vertragen Sie je nach Zubereitungsart dasselbe Lebensmittel einmal besser oder schlechter. Auch eine stressige Phase kann zu einer schlechteren Verträglichkeit führen. Problemnahrungsmittel sollten ausreichend lange – über mindestens sechs Monate, eher ein bis zwei Jahre – gemieden werden (Knezevic L et al. 2020, Jonklaas J et al. 2014, Lomer MCE 2015).

Gluten adé

Einige Studien haben eine Verbindung zwischen Hashimoto-Thyreoiditis und Zöliakie bzw. Glutenunverträglichkeit festgestellt. Daher können glutenhaltige Lebensmittel wie Weizen, Gerste und Roggen bei einigen Betroffenen zu Entzündungsreaktionen führen. Es wird empfohlen, Gluten aus der Ernährung zu eliminieren oder zumindest zu reduzieren, um zu sehen, ob diese Maßnahme eine positive Wirkung auf die Symptome hat. Da Gluten auch in vielen Fertigprodukten versteckt vorliegt, sollten Sie beim Einkaufen in der Anfangszeit die Zutatenlisten aller Produkte sorgfältig lesen.

Tipp: Auch wenn nicht alle Hashimoto-Betroffenen dauerhaft auf Gluten verzichten müssen, würde ich bis zum Erreichen einer stabilen Krankheitsphase zu einem Versuch raten (Ihnatowicz P et al. 2020).

Glutenfreies veganes Power-Müsli

Zubereitungszeit: 5 Minuten

Eine Portion enthält:
375 kcal
42 g Kohlenhydrate (davon 4 g Zucker)
18 g Fett
9 g Protein
6 g Ballaststoffe

Zutaten für 2 Personen

- 40 g Buchweizenflocken
- 40 g Haferflocken, glutenfrei
- 1 EL Leinsamen, geschrotet
- 20 g Walnüsse oder Mandeln, alternativ: Haselnüsse
- 20 g Datteln, getrocknet
- 1 Prise Salz
- 200 g Kokosjoghurt
- etwas Zimt
- geriebene Vanilleschote

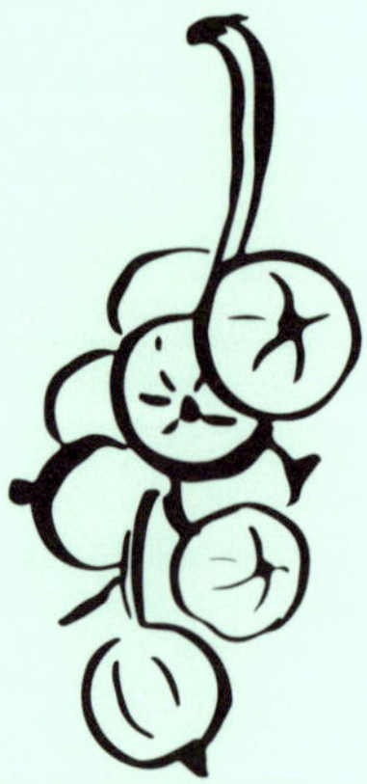

Zubereitung

Alle trockenen Zutaten kommen in eine Schüssel. Gut mischen, sodass sie gleichmäßig verteilt sind. Zum Schluss wird das Joghurt hinzugefügt, alles durchgemengt und abschließend nach Geschmack etwas Zimt oder geriebene Vanilleschote als Topping über das fertige Müsli gegeben.

Tipp: Dieses Rezept können Sie nach Belieben variieren. Weitere schmackhafte Toppings sind Kokosflocken, Kakaonibs oder frische Beeren. Je nach Verträglichkeit können statt Kokosjoghurt auch weitere pflanzliche Milchalternativen oder Joghurts aus Kuhmilch verwendet werden.

FODMAP-arme Diät

Die FODMAP-arme Diät ist eine Ernährungsweise, die darauf abzielt, den Verzehr von bestimmten Arten von Kohlenhydraten zu reduzieren, die in vielen üblichen Lebensmitteln vorkommen. Der Begriff FODMAP steht für fermentierbare Oligo-, Di-, Monosaccharide und Polyole. Da diese Kohlenhydrate im Darm nicht vollständig verdaut werden können, kann es durch bakterielle Aufspaltung zu Gärungs- und entzündlichen Prozessen kommen. In einer FODMAP-armen Diät werden Lebensmittel vermieden, die hohe Mengen dieser Substanzen enthalten, darunter bestimmte Obst- und Gemüsesorten, Milchprodukte, Hülsenfrüchte, glutenhaltige Getreideprodukte, bestimmte Süßstoffe und anderes mehr.

Nicht alle FODMAP-reichen Nahrungsmittel lösen auch Beschwerden aus. FODMAPs, die jedoch besonders schlecht resorbiert werden, sind beispielsweise: Zwiebeln, Bohnen und Knoblauch, die bereits bei Gesunden zu einer Gasbildung führen. Bei den Milchprodukten werden nur laktosefreie Produkte erlaubt. Kochen kann manche der FODMAPs zerstören, wodurch Lebensmittel besser vertragen werden können. Es gibt hierzu im Internet hilfreiche Nahrungsmittellisten, die frei verfügbar sind und häufig auch beim Reizdarmsyndrom empfohlen werden.

Tipp: In der Regel wird eine FODMAP-arme Diät nicht als langfristige Lösung angesehen. Es würde sonst eine große Menge an gesunden Lebensmitteln dauerhaft wegfallen, die sich wiederum günstig auf das Darmmikrobiom auswirken können. FODMAP-arme Diäten werden daher als eine Art Eliminationsdiät verwendet, um krank machenden Mikroorganismen im Darm die Nahrungsgrundlage zu entziehen. Nach der Eliminationsphase werden ausgelassene Lebensmittel langsam wieder eingeführt. Konnte sich der Darm in der Zwischenzeit erholen, erhöht sich in der Regel auch die Verträglichkeit von Nahrungsmitteln wieder (Gibson PR 2010).

> Eine Eliminationsdiät fördert die Heilung, doch es ist wichtig, die Ursache zu klären, um künftig wieder eine vielfältige Ernährung zu genießen.

Paleodiät

Bei der Paleodiät werden die Lebensmittelgruppen Fleisch, Fisch und Eier als wichtige Proteinquellen, saisonales und heimisches Obst und Gemüse als Lieferanten für Mikronährstoffe und Ballaststoffe sowie Nüsse, Avocados, Samen, Oliven- und Kokosnussöl als Quelle für gesunde Fette verwendet. Bei diesem Ansatz vermieden werden in der Regel verarbeitete Lebensmittel, Getreide, Hülsenfrüchte, raffinierter Zucker, Milchprodukte und industriell hergestellte Öle.

Tipp: Gerade bei Problemen mit der Glutenverträglichkeit und mit Milchprodukten stellt diese Ernährungsweise eine natürliche und cleane Alternative dar, die auch längerfristig beibehalten werden kann. Im Gegensatz zu einer ketogenen Diät können deutlich mehr Kohlenhydrate und hierüber auch mehr Ballaststoffe täglich zugeführt werden, was für den Verdauungstrakt von großer Bedeutung ist (Hollywood JB 2023).

Gut and Psychology Syndrome Diet (GAPS)

Diese Diät ist eine Ernährungsform, die von der britischen Ärztin Dr. Natasha Campbell-McBride ursprünglich für Menschen mit Autismus, ADHS und anderen neurologischen und psychischen Erkrankungen entwickelt wurde. Man geht davon aus, dass eine gestörte Darmgesundheit eine zentrale Rolle bei diesen Erkrankungen spielt. Ähnlich wie beim Einführen der Beikost für Babys, besteht die GAPS-Diät aus aufeinander aufbauenden Phasen, wobei zunächst mögliche allergieauslösende Substanzen komplett vermieden werden. So sind in der Einführungsphase nur leicht verdauliche Nahrungsmittel in Form von Knochenbrühe, Eintöpfen, Suppen, gekochtem ballaststoffarmen Gemüse (Zucchini, Karotten, Kürbis) und weich gekochtem Fleisch erlaubt. Hierdurch wird der Magen-Darm-Trakt bei der Verdauung entlastet, gleichzeitig werden ausreichend Aminosäuren, gute Fette und Mikronährstoffe zugeführt. Schwer verdauliche Nahrungsmittel wie Getreide,

Milchprodukte, Hülsenfrüchte, Nüsse und Rohkost werden vermieden.

Diese Einführungsphase dauert so lange, bis die Verdauungsbeschwerden abgeklungen sind, was in der Regel nach zwei bis acht Wochen der Fall ist. Im Anschluss folgt die Vollwertphase, in der eine breitere Palette von Lebensmitteln wieder eingeführt wird. Vorteilhaft ist, dass hier viele frische, unverarbeitete Lebensmittel wie Gemüse, Obst, Fleisch, Fisch, Eier, gesunde Fette, fermentierte Lebensmittel und auch probiotische Nahrungsergänzungsmittel zum Einsatz kommen.

Da es sich um einen langfristigen Prozess handelt: Wählen Sie eine Diät, die Ihren Vorlieben wirklich entspricht.

Tipp: Eine GAPS sollte ein bis zwei Jahre fortgeführt werden (Fasano A 2015, Cryan JF 2012). Da glutenhaltige Getreide, raffinierter Zucker, industriell verarbeitete Lebensmittel und Milchprodukte vermieden werden, ähnelt GAPS sehr der Paleodiät.

Spezielle Kohlenhydratdiät (SCD)

Die SCD-Ernährungsform (engl. special carbohydrate diet = spezielle Kohlenhydratdiät) wurde von Dr. Sidney Valentine Haas entwickelt, um Menschen mit chronischen entzündlichen Darmerkrankungen wie Morbus Crohn, Colitis ulcerosa und Zöliakie zu helfen. Sie wurde später von Elaine Gottschall mit dem Buch *Breaking the Vicious Cycle* (engl. = den Teufelskreis durchbrechen) populär gemacht. Die Vorgehensweise besteht darin, Kohlenhydrate mit langen Ketten zu meiden, wie sie beispielsweise in Kartoffeln, Reis, Hülsenfrüchten und vielen Getreiden vorkommen. Die Idee dahinter: Entzündete Darmzellen können keine ausreichenden Enzyme herstellen, um lange Zuckerketten aufzuspalten. Da der Darm nur Einfachzuckermoleküle aufnehmen kann, wandern unverdaute Kohlenhydrate weiter und dienen unerwünschten Bakterien als Nahrung – mit den entsprechenden Problemen wie Toxin- und Gasbildung. Demnach können bei der SCD-Diät Nahrungsmittel mit Einfachzuckern in Form von Obst gegessen werden. Auch die meisten Gemüse, Nüsse, Samen,

Fleisch, Fisch, Eier und milchsauer vergorenes Gemüse und Joghurt sind erlaubt.

Tipp: Nach Verschwinden der Beschwerden sollte die Ernährungsweise noch über ein weiteres Jahr hinweg fortgeführt werden, damit sich die gewünschten Mikroorganismen im Darmmikrobiom dauerhaft neu ansiedeln können (Suskind DL et al. 2018).

Geeignete Nahrungsergänzungsmittel

Die Schilddrüsenfunktionen unterstützen

Jod

Bereits 2002 stellte man in der sogenannten Papillon Studie fest, dass bei jedem Dritten in Deutschland Knoten oder eine Vergrößerung der Schilddrüse im Ultraschall nachweisbar waren. Diese Veränderungen werden mit einer unzureichenden Jodzufuhr in Verbindung gebracht. 2009 wurde ein ähnliches Studiendesign mit einer geeigneteren Ultraschalltechnologie durchgeführt, woraufhin sogar mehr als die Hälfte der Testpersonen Schilddrüsenknoten zeigte. Auch diese Studie wies erneut auf die Bedeutung eines Jodmangels hin.

Jod ist einer der Grundstoffe, aus denen Ihr Körper die Schilddrüsenhormone bastelt und somit unverzichtbar. Wenn Sie also kein Liebhaber von Algen oder Fisch sind, wird Ihre Jodzufuhr eher zu gering sein. Eine Ergänzung ist dann sinnvoll und möglich, denn neben der Schilddrüse brauchen auch andere Organe im Körper das Spurenelement. Im Fall der autoimmunen Schilddrüsenentzündung Hashimoto-Thyreoiditis muss beachtet werden, dass Jod akute entzündliche Prozesse ungünstig beeinflussen kann.

Tipp: Vor einer Supplementierung kann Jod im Urin gemessen werden. Bei einem Mangel sollte vorsichtig mit kleinen Dosen von circa 50 µg gestartet und täglich maximal eine Dosis bis zu 150 µg eingenommen werden (Guth S et al. 2009).

Selen

Selen ist ein Schlüsselbestandteil mehrerer Enzyme, den sogenannten Selenoproteinen, die für die Schilddrüsenfunktionen wichtig sind. Einige dieser Enzyme helfen bei der Umwandlung von Thyroxin (T4) in die aktive Form Trijodthyronin (T3). Andere Selenoproteine wirken als Antioxidantien, um vor Schäden durch freie Radikale zu schützen. Hierüber kann Selen auch eine Rolle bei der Reduktion von Entzündungen und für die Antikörperproduktion bei Hashimoto-Thyreoiditis spielen.

Tipp: Grundsätzlich sollte bei einer Hashimoto-Thyreoiditis der Selenstatus im Labor gemessen und im oberen Bereich eingestellt werden (mein Erfahrungsbereich liegt im Vollblut bei 140 bis 160 µg/l). Benötigte Selendosen belaufen sich entsprechend sehr individuell zwischen 100 bis 300 µg bei regelmäßigen Laborkontrollen (Ventura M 2017, Gärtner R 2002, Wichmann J et al. 2016).

Bei Schilddrüsenproblemen sollten die essenziellen Bausteine für die Hormonproduktion überprüft werden.

Eisen

Eisenmangel ist häufig eine Begleiterscheinung der Hashimoto-Thyreoiditis. Eisen ist aber ein wichtiger Cofaktor für die Produktion der Schilddrüsenhormone. Bei unzureichender Versorgung wird die Aktivität der Schilddrüsenperoxidase reduziert und die Schilddrüse wächst. Die Dosierung von Eisen richtet sich nach dem Eisenstatus (mein Erfahrungsbereich liegt für Ferritin bei Männern bei 100 bis 200 ng/ml und bei Frauen bei 70 bis 150 ng/ml).

Über den Tag verteilt beträgt die Dosis im Mittel 15 bis 100 mg. Die Verträglichkeit hängt neben der Auswahl des Eisenpräparats erheblich vom Einnahmezeitpunkt ab. Die meisten vertragen Eisen zum Essen eingenommen besser, obwohl die Aufnahme nüchtern günstiger wäre.

Tipp: Bevor Ihnen täglich unwohl ist, versuchen Sie lieber Eisen zusammen mit etwas Vitamin C zur Mahlzeit einzunehmen. Bei den schulmedizinisch eingesetzten Präparaten ist eine Schwarzfärbung des Stuhls typisch, aber kein Grund zur Sorge (Ihnatowicz P et al. 2020, Khatiwada S et al. 2016).

Lassen Sie die Diagnostik durch einen Schilddrüsenultraschall ergänzen, um Größe, Struktur und mögliche Knoten zur Klärung einer Unterfunktion zu überprüfen.

Vitamin D

Bei Menschen mit Hashimoto-Thyreoiditis wurden in mehreren Studien niedrige Vitamin-D-Spiegel festgestellt. Einige Studien zeigten, dass eine Gabe von Vitamin D die Symptome verbessern und die Konzentrationen von typischerweise erhöhten Schilddrüsenantikörpern senken konnte. Obwohl wir immer von Vitamin D sprechen, gibt es inaktive und aktive Formen, die voneinander zu unterscheiden sind: Im Labor misst man üblicherweise das Calcidiol (25-OH-Vitamin D). Im Verlauf bietet es sich dann an, das Calcitriol (1,25-OH-Vitamin D) zusammen mit dem Calcidiol zu messen. Auch Vitamin D wird also spiegelabhängig dosiert. Mein Erfahrungsbereich liegt zwischen 40 bis 60 ng/ml bzw. 100 bis 150 nmol/l, je nach Einheit des Labors.

Tipp: In der Regel gibt man die inaktive Form, das Cholecalciferol. Typische Dosen befinden sich zwischen 2.000 und 5.000 Internationale Einheiten (IE) täglich und sollten an das Sonnenverhalten angepasst werden. Zwischen April und September können nämlich Vorstufen des aktiven Vitamins über die Haut gebildet werden. Leider nimmt diese Fähigkeit zur Eigenproduktion ab dem 60. Lebensjahr zunehmend ab. Da es sich bei Vitamin D um ein fettlösliches Hormon handelt, sollten Nahrungsergänzungsmittel für eine bessere Aufnahme möglichst zusammen mit einer fetthaltigen Speise eingenommen werden (Štefanić M 2020, Wang S et al. 2018).

Weitere sinnvolle Mikronährstoffe

Zu weiteren Mikronährstoffen für eine bessere Hormonbalance können gezählt werden:

Omega-3-Fettsäuren 2 bis 4 g täglich

Vitamin-B-Komplex Dosierungsempfehlung für einzelne B-Vitamine, s. Quick-Start Seite 184

Vitamin C 500 bis 1.000 mg täglich in Kombination mit Flavonoiden

Zink 15 bis 30 mg täglich

5 Mikronährstoff-Fahrplan bei stillen Entzündungen

Bereits im ersten Teil haben Sie erfahren, dass sich chronische Entzündungen auf dem Boden einer Vielzahl von Ursachen entwickeln können. Zu den häufigen Verdächtigen gehören Erreger, Autoimmunerkrankungen, Stress, Stoffwechselstörungen, Medikamente oder eine ständige Exposition gegenüber Schadstoffen. Über die Entzündung wiederum kann es zu relevanten Veränderungen in betroffenen Geweben und Organen kommen. So verwundert es nicht, dass sich in der Praxis regelhaft bei einer Vielzahl chronischer Krankheiten (z. B. Herz-Kreislauf-Erkrankungen, Diabetes, Arthritis oder neurodegenerative Erkrankungen) auch stille Entzündungen finden können.

Die interessante Frage, die es nun zu beantworten gilt: Wie finden Sie aus dem Teufelskreis der Entzündungen bzw. der entzündungsauslösenden Ursachen wieder heraus? Um es einfach auszudrücken: Sie sollten insbesondere entweder die störenden Faktoren in Ihrer Umgebung beseitigen oder sich von ihnen fernhalten.

Das steht in diesem Fahrplan auf dem Programm

- In Zusammenhang mit gezielten Veränderungen Ihres Lebensstils schauen wir jetzt auf Störfaktoren, die es abzustellen gilt bzw. die Sie selbst verändern können – angefangen von täglichen Kosmetikartikeln bis hin zu Sanierungsmaßnahmen in Haus und Wohnung.
- Eine weitere Säule in diesem Fahrplan ist eine gezielt antientzündliche Ernährung mit Flavonoiden, Carotinoiden und fermentiertem Gemüse.
- Wie schon in den vorangegangenen Fahrplänen habe ich Ihnen für die bewusste Vorsorge bzw. Reduktion stiller Entzündungen relevante Mikronährstoffe und Nahrungsergänzungsmittel zusammengestellt.

Störfaktoren erkennen und abstellen

Äußere und innere Ursachen in Schach halten

Kosmetikartikel, Putzmittel und Co.

Einer der ersten Schritte hierzu könnte der Weg in Ihr Badezimmer sein. Hier werden Ihnen in Putzmitteln, Hygieneartikeln und Kosmetik viele Schadstoffe begegnen. Da die Liste der Inhaltsstoffe für den Laien meist nichtssagend ist, gibt es mehrere kostenfreie Apps im Internet, die mögliche Belastungen durch die Produkte anzeigen.

Auch wenn industrielle Grenzwerte eingehalten werden, sind wir täglich einer Vielzahl an Fremdstoffen ausgesetzt – die nicht jeder gleich gut ausscheiden kann.

Schadstoffe am Arbeitsplatz

Auch Produkte aus der Hobbywerkstatt oder an Ihrem Arbeitsplatz können gesundheitsgefährdend sein. Hierzu gibt es eine internationale und einheitliche Kennzeichnung von Gefahrstoffen, die man leicht anhand bestimmter grafischer Darstellungen – ähnlich wie bei Verkehrsschildern – erkennen kann. In der Regel finden sich Hinweise für einen sicheren Umgang auf den entsprechenden Behältern oder in separaten Informationen. Wer sichergehen möchte, informiert sich, ob für die jeweilige Tätigkeit nicht auf schadstofffreie Substanzen umgestiegen werden kann.

Schimmelpilze

Auch Schimmelpilze gehören in die Gruppe der Schadstoffe. Gerade in älteren Gebäuden, die anlässlich von Modernisierungen energieeffizienter durch Dämmungen oder den Austausch von Fenstern gemacht wurden, können sich Schimmelpilze bei ungünstigem Lüftungsverhalten ausbreiten. Nach einem Wasserschaden lassen sich ebenfalls häufig Schimmelpilze finden. Mit ein wenig Glück können Sanierungsmaßnahmen durch einen Fachdienst helfen, imExtremfall braucht es jedoch der Gesundheit zuliebe einen Umzug.

Tierhaare und Hausstaubmilben

Darüber hinaus können Haustierhaare und Hausstaubmilben als typische Allergene Ihnen das Leben schwer machen. Typischerweise geht es einem dann im Urlaub besser, sobald man diesen Stoffen nicht mehr ausgesetzt ist. Nach der Rückkehr aus dem Urlaub kommen aber auch die Beschwerden wieder.

Kunststoffe und Metalle

Metalle sind ebenfalls Teil der Umwelt. Durch Anreicherung in der Industrie kann es über Luft und Wasser zu einer Verteilung bis in unsere Nahrungskette kommen. So können wir beispielsweise mit Blei aus alten Wasserrohren, Arsen in Reis, Quecksilber aus Seefischen, Amalgamfüllungen oder Kunststoffen mit ihren Weichmachern in Kontakt kommen. Durch die Anhäufung unterschiedlicher Stoffe kann die Leber als größte Entgiftungszentrale schnell überlastet werden. Das bedeutet, dass die dort vorgesehene Biotransformation nicht mehr ausreichend stattfinden kann, und sich infolgedessen die giftigen Stoffe in den Geweben anreichern. Versuchen Sie daher, die Aufnahme bzw. den Kontakt mit solchen Stoffen so gering wie möglich zu halten.

Zahngesundheit

Dieser Punkt wird Sie vielleicht überraschen: Wenn Sie unter chronischen Entzündungen leiden, lohnt häufig ein Zahnarztbesuch. Mittels moderner Technologien wie der digitalen Volumentomografie (DVT) können nämlich versteckte Entzündungen im Bereich wurzelbehandelter Zähne oder des Kiefers entdeckt und entsprechend versorgt werden. Mittlerweile stehen auch Zahnimplantate aus Titan unter Verdacht, bei chronischen Entzündungen mitbeteiligt zu sein.

Negative Emotionen

Bleibt eine Ursache, die wir häufig unterschätzten: die Emotionen. Meiden Sie am besten den Kontakt zu Menschen, die Ihnen nicht guttun, und Situationen, die Sie aus Ihrem Gleichgewicht bringen. Versuchen Sie solche Kontakte und Situationen auf ein Minimum zu reduzieren oder suchen Sie ein offenes Gespräch der Klärung, um Ihre Grenzen klar abzustecken und Bedürfnisse zu formulieren.

Mikronährstoffkonzepte bieten keine Garantie, doch können sie kombiniert mit einem guten Lebensstil und einer positiven Lebenseinstellung oft von Nutzen sein.

Chronischen Entzündungen die Stirn bieten

Bis hierhin habe ich bereits viel zur Verbesserung verschiedener Lebensstilfaktoren für Sie zusammengetragen. Ein ebenfalls wichtiger Faktor – insbesondere in Zusammenhang mit chronischen Entzündungen – ist es, ein möglichst normales Gewicht anzustreben und Bauchfett zu reduzieren.

Übergewicht angehen

Ein besonderes Problem bei Übergewicht stellt das viszerale Fettgewebe dar, das als Bauchfett bekannt ist. Es sammelt sich im Bauchraum um die inneren Organe wie Leber und Darm an. Vom subkutanen Fett, das direkt unter Ihrer Haut liegt, unterscheidet sich dieses Bauchfett deutlich: Es ist nämlich nicht nur teilweise ein Energiespeicher, sondern produziert leider auch verschiedene Substanzen, die Stoffwechsel- und Entzündungsprozesse im Körper beeinflussen bzw. vorantreiben können. Hintergrund ist, dass Bauchfett selbst Hormone und entzündliche Substanzen freigibt, die ihrerseits eine Rolle bei der Entstehung vieler Erkrankungen spielen können. Zudem gesellt sich häufig eine Insulinresistenz hinzu (Kawai T 2021).

Kälteanwendungen

Eine andere Art, Entzündungen in den Griff zu bekommen, ist Kälte in Form von Kältekammern, Wassertreten nach Kneipp oder Eisbaden. Obwohl die wissenschaftliche Datenlage noch gering ist, hat die deutsche Rentenversicherung Ganzkörperkältetherapien für die Anwendung bei entzündlichen Gelenkerkrankungen und Schmerzsyndromen bereits in ihren Leistungskatalog aufgenommen. Die Kälte kann dazu führen, dass die Blutgefäße sich verengen. Dieser Effekt kann dazu beitragen, Schwellungen und Entzündungen zu reduzieren. Zusätzlich kann Kälte die Nervenaktivität herunterfahren und auf diese Weise Schmerzen lindern. Weitere Anzeichen gibt es dahingehend, dass regelmäßiges Eisbaden das Immunsystem stärken und Ihre Mitochondrien trainieren kann. Der Kältereiz führt darüber hinaus zu einer Freisetzung von Dopamin – einem Hormon, das uns ein gutes Gefühl vermittelt (Bastos FN 2012, Stier-Jarmer M et al. 2021).

Saunabesuche

Saunabesuche erhöhen die Körperkerntemperatur, was zu einer erhöhten Durchblutung führt. Auch dieser Effekt kann dazu beitragen, Muskeln zu entspannen, Schmerzen zu lindern und das allgemeine Wohlbefinden zu verbessern. Es wird angenommen, dass die erhöhte Körpertemperatur und Durchblutung auch dazu beitragen, das Immunsystem zu stärken, die Entgiftungsprozesse zu unterstützen und Entzündungen zu reduzieren, obwohl die Mechanismen noch nicht vollständig verstanden sind (Hoekstra SP 2020, Kunutsor SK 2023).

Antientzündliche Nahrungsmittelgruppen als Schutzschild

Sekundäre Pflanzenstoffe

Sie sind nicht nur für ihre entzündungshemmenden Eigenschaften bekannt, sie können auch bei der Vorbeugung von Krankheiten wie Diabetes, Herz-Kreislauf-Erkrankungen und Krebs helfen (Watzl B 2008 und 2012). Sehr interessant, wie ich finde, wo wir doch wissen, dass Pflanzen die sekundären Pflanzenstoffe u. a. zum Schutz gegenüber Fraßfeinden einsetzen. In diesem Zusammenhang rückt auch das Prinzip der Hormesis in den Vordergrund: Wenn wir giftige Substanzen in geringen Mengen essen, sorgen diese demnach für einen Reiz, der unseren Körper dann auf eine gewisse Art und Weise widerstandsfähiger werden lässt (Calabrese EJ 2021).

Nutzen Sie das Prinzip der Hormesis: den Körper mit pflanzlichen „Minigift“-Dosen trainieren.

Flavonoide

Flavonoide sind eine große Klasse der sekundären Pflanzenstoffe und für ihre antientzündlichen und weitere gesundheitsfördernde Eigenschaften bekannt. Sie teilen sich in mehrere Untergruppen auf und sind in vielen Nahrungsmitteln zu finden.

- **Anthocyane** geben vielen Früchten und Gemüsen ihre roten, blauen und violetten Farben. Sie sind besonders reich in Beeren, roten Trauben, Rotkohl und Auberginen enthalten.
- Quercetin gehört zu den **Flavonolen** und kommt beispielsweise in Äpfeln und Zwiebeln vor.
- **Flavone** finden sich in vielen Kräutern und Gewürzen wie Petersilie, Thymian und Sellerie.
- Die Gruppe der **Isoflavone** kommt in Hülsenfrüchten vor. Diese werden, aufgrund ihrer ähnlichen Struktur mit dem menschlichen Östrogen, auch Phytoöstrogene genannt.
- **Flavanone** kommen hauptsächlich in Zitrusfrüchten vor, besonders in Orangen und Grapefruits.

- Die Gruppe der **Flavanole** umfasst als bekannten Vertreter die Catechine, die beispielsweise im grünen Tee vorkommen. Der mengenmäßig überragende Wirkstoff ist das Epigallocatechingallat (EGCG). EGCG kann die Aktivität eines bestimmten Moleküls hemmen (NF-kB), das eine Schlüsselrolle bei der Regulation der Entzündungsreaktionen im Körper spielt (Calabrese EJ 2021).

Carotinoide

Zu den Hauptvertretern dieser Gruppe gehören Betakarotin, Lutein und Zeaxanthin. Man findet sie typischerweise in Karotten, Süßkartoffeln, Kürbis, Tomaten und grünem Blattgemüse wie Spinat, Mangold, Grünkohl sowie in unterschiedlichen Salaten.

Fermentiertes Gemüse

Der Prozess der Fermentation kann die Menge und Verfügbarkeit bestimmter Nährstoffe in Lebensmitteln erhöhen.

Fermentation kann die Menge und Verfügbarkeit bestimmter Nährstoffe in Lebensmitteln erhöhen. Beispielsweise erhöht die Fermentation von Kohl zu Sauerkraut den Gehalt an Vitamin C und bestimmten B-Vitaminen. Fermentiertes Gemüse ist zudem oft reich an Probiotika, also nützlichen Bakterien. Diese entstehen im Fermentationsprozess und können dazu beitragen, ein gesundes Gleichgewicht der Mikroorganismen des Darms aufrechtzuerhalten. Hierüber wird wiederum das Immunsystem gestärkt, und Entzündungen im Körper werden reduziert.

Ein schöner Nebeneffekt beim Fermentierungsprozess ist, dass die in vielen Pflanzen vorkommende Phytinsäure abgebaut wird. Sie gehört zur Gruppe der Antinährstoffe und kann die Aufnahme bestimmter Mineralien im Körper hemmen. Durch die Reduzierung des Gehalts an Phytinsäure können fermentierte Lebensmittel also die Mineralstoffaufnahme verbessern.

Herzhafte Hirse-Bowl

Zubereitungszeit: 30 Minuten

Eine Portion enthält:
692 kcal
70 g Kohlenhydrate (davon 23 g Zucker)
31 g Fett
20 g Protein
21 g Ballaststoffe

Zutaten für 2 Personen

- 100 g Hirse
- 500 ml Gemüsebrühe
- 120 g Kichererbsen, aus dem Glas
- 2 TL Olivenöl
- 1 Prise Salz
- schwarzer Pfeffer
- 600 g Zucchini
- 30 g Frühlingszwiebeln
- 300 g rote Paprika
- 200 g Karotten
- etwas Wasser
- ½ Avocado
- 1 Spritzer Zitrone
- 2 EL Sesamsamen
- 2 EL Sojasauce oder Tahin
- 2 EL Omega-3-Öl

Bowls sind lecker, können unterwegs mitgenommen werden und sind einfach für jeden Geschmack variierbar.

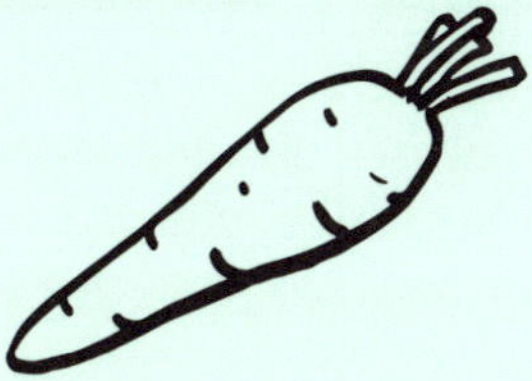

Zubereitung

Die Hirse in der Gemüsebrühe nach Packungsanleitung kochen. Dies dauert in der Regel etwa 15 Minuten.

In der Zwischenzeit die Kichererbsen gut abspülen und abtropfen lassen. Danach in einer Pfanne mit 1 TL Olivenöl die Kichererbsen auf niedriger Hitze anbraten, bis sie leicht knusprig sind. Mit Salz und Pfeffer würzen.

Währenddessen die Zucchini und Frühlingszwiebeln in Scheiben, Paprika und Karotten in Streifen schneiden. Das Gemüse in einer separaten Pfanne mit dem restlichen Olivenöl und etwas Wasser dünsten, bis alle Zutaten gar, aber noch knackig sind. Ebenfalls mit Salz und Pfeffer würzen.

Die Avocado in Scheiben schneiden. Einen Spritzer Zitrone darüber verteilen.

Sobald die Hirse fertig ist, diese in zwei Schüsseln aufteilen. Fügen Sie die gebratenen Kichererbsen, Zucchini, Karotten, Paprika, Frühlingszwiebeln und die Avocado hinzu. Mit Sesamsamen bestreuen und mit Sojasauce oder Tahin beträufeln. Geben Sie direkt vor dem Servieren jeweils 1 EL Omega-3-Öl auf jede Schüssel.

Tipp: Variieren Sie nach Geschmack: So können statt Kichererbsen Rindfleischstreifen und statt Paprika Süßkartoffeln genommen werden. Zögern Sie also nicht, weitere Superfoods hinzuzufügen oder zu tauschen, wie Sie es vertragen!

Geeignete Nahrungsergänzungsmittel

Für den aktiven Zellschutz

Omega-3-Fettsäuren

Die Omega-3-Fettsäuren, insbesondere Docosahexaensäure (DHA) und Eicosapentaensäure (EPA), haben entzündungshemmende Eigenschaften. Sie stellen einen Großteil der Bausubstanz Ihrer Zellmembranen dar und sind somit im gesamten Körper bedeutsam. In hoher Konzentration kommen sie in fetten Seefischen, Leinsamen und Walnüssen vor.

Tipp: Aufgrund der Belastung der Meere mit Schwermetallen empfehle ich Ihnen ein hochqualitatives, schadstoffgereinigtes Omega-3-Öl auf Fisch- oder Algenbasis. Je nachdem, wie der Omega-3-Index ist (mein Erfahrungsbereich liegt zwischen acht und zwölf Prozent), können Dosen von 1 bis 5 g täglich mit einer fetthaltigen Mahlzeit eingenommen werden. Bei der Verwendung von Ölen sollten diese im Kühlschrank gelagert werden (Shahidi F 2018).

Vitamin C

Vitamin C, auch bekannt als Ascorbinsäure, spielt eine wichtige Rolle für die Immunfunktion und bei der Entzündungshemmung. Es wirkt als starkes Antioxidans, das den Körper vor Schäden durch freie Radikale und oxidativen Stress schützt. Außerdem hat Vitamin C eine direkte entzündungshemmende Wirkung, da es an der Regulierung zahlreicher Entzündungsfaktoren beteiligt ist und zur Stärkung des Immunsystems beiträgt. Dadurch kann eine gute Versorgung mit Vitamin C helfen, das Risiko von chronischen Krankheiten zu senken, die durch anhaltende Entzündungen verursacht werden. Vitamin C kann mit 500 bis 1.000 mg täglich eingenommen werden. Sollte es zu Durchfall kommen, kann die Dosis entsprechend angepasst werden (Soricce A et al. 2014).

Weitere sinnvolle Mikronährstoffe

Zu den Mikronährstoffen, die weiterhin situativ bei stillen Entzündungen unterstützend angewendet werden können, gehören:

Aminosäuren Dosierungsempfehlung für einzelne Aminosäuren, s. Quick-Start Seite 189

Basenpulver auf der Basis von Kalium und Magnesium Dosierung nach Angaben des Herstellers

Vitamin-B-Komplex Dosierungsempfehlung für B-Vitamine, s. Quick-Start Seite 184

Vitamin D 2.000 bis 5.000 IE täglich, Blutspiegel ärztlich kontrollieren lassen

Vitamin K2 60 bis 150 µg, in biologisch aktiver MK-7-Form

NEHMEN SIE SICH ZEIT!

Zu guter Letzt machen Sie sich bitte bewusst: Nachdem es schleichende Prozesse waren, die Sie über viele Monate immer müder haben werden lassen, ist nicht zu erwarten, dass Sie innerhalb weniger Wochen wieder ganz gesund sind. Bewahren Sie sich jedoch unbedingt Ihren Optimismus, denn Ihr persönlicher Einsatz wird sich lohnen. Gehen Sie im Sinne des beschriebenen Do-it-yourself-Programms vor, um die häufigsten Ursachen von Müdigkeit und Energielosigkeit zu beheben. Und vergessen Sie bitte nicht, dass sich dieselben Verfahren bei verschiedenen Menschen unterschiedlich auswirken können. Da Heilung ein sehr individueller Prozess ist, sollten Sie daher auch beginnen, auf die Signale Ihres Körpers zu hören und zu vertrauen.

Um Fortschritte besser sichtbar zu machen, können Sie ein einfaches Tagebuch nutzen, in das Sie Ihre Maßnahmen hinsichtlich Ihrer Ernährung, der Bewegung, zu Stressmanagement, Schlaf und der Einnahme von Nahrungsergänzungsmitteln bzw. je nach Situation von Medikamenten sowie Ihr aktuelles Wohlbefinden täglich notieren. Diese Auflistung kann dabei helfen, notwendige Veränderungen frühzeitig einzuleiten – auch dann, wenn Sie einmal vom Kurs abgekommen sein sollten. Ihr Tagebuch und die Bewusstheit auch für kleine Fortschritte können Sie in schwierigen Phasen motivieren, durchzuhalten. Zusätzlich ist es sinnvoll, gemeinsam mit Ihren Ärztinnen und Ärzten in Laboruntersuchungen zu überprüfen, wo Sie mit Ihrer Mikronährstoffversorgung stehen.

Bedenken Sie auch, dass Sie auf Ihrem neuen Kurs bei Ihrer Familie, im Freundeskreis und selbst bei medizinischen Fachleuten auf Skepsis stoßen können. Auch Sie selbst werden die neuen Veränderungen der Lebensweise immer wieder vor Herausforderungen stellen. Seien Sie daher nicht zu streng zu sich selbst, auch Rückschläge sollten eingeplant werden. Das Wichtigste ist gerade dann, einfach wieder weiterzumachen.

All unsere Körpersysteme greifen ineinander. Es kann daher vorkommen, dass Sie mit mehreren Fahrplänen gleichzeitig arbeiten und aktiv werden müssen. Beseitigen Sie grundsätzlich Auslöser unerwünschter Müdigkeit wie eine entzündungsfördernde Ernährung, zu wenig Bewegung, Schadstoffkontakt und hormonelle Dysbalancen über die Regulierung insbesondere von Blutzuckerschwankungen (2. Mikronährstoff-Fahrplan) und Stress (3. Mikronährstoff-Fahrplan). Stützen Sie bei Bedarf Ihren Verdauungstrakt (1. Mikronährstoff-Fahrplan), indem Sie ihn entlasten, mit Enzymen arbeiten und Ihre Darmgesundheit mit Pro- und Präbiotika pflegen.

Denken Sie dabei auch an den Ausgleich häufiger Mikronährstoffdefizite, z. B. in Zusammenhang mit Ihrem Hormonhaushalt und besonderen Situationen wie einer Hashimoto-Thyreoiditis (4. Mikronährstoff-Fahrplan). Dasselbe gilt mit Blick auf stille Entzündungen (5. Mikronährstoff-Fahrplan), die mit vielen chronischen Erkrankungen in Verbindung gebracht werden.

In jedem Fall gilt: Nehmen Sie sich Zeit für Ihr Vorhaben. Ich wünsche Ihnen alles Gute auf Ihrem persönlichen Weg zu mehr Energie!

Herzlichst Ihre

Cornelia Ott

QUICK-STARTS MIKRONÄHRSTOFF-FAHRPLÄNE

Zu jedem Mikronährstoff-Fahrplan finden Sie hier die wichtigsten Mikronährstoffe tabellarisch zusammengestellt.

Wichtiger Hinweis: Die Dosierempfehlungen gelten für Erwachsene, die ihre Energie optimieren möchten. Es handelt sich hierbei teilweise um therapeutische Dosen, die höher als übliche präventive Empfehlungen bei Gesunden sein können. Die Dosen können bei weiteren bestehenden Erkrankungen zudem variieren. Begleitende Laborkontrollen zusammen mit Ihren Ärztinnen und Therapeuten sind daher notwendig, auch um nach Auffüllen der Mikronährstoffspeicher die Dosen entsprechend anzupassen. Die vorgestellten Präparate ersetzen keinen Arztbesuch und dienen nicht zur Diagnose, Behandlung oder Verhütung von Krankheiten. Die Auflistung der Mikronährstoffe erfolgt in alphabetischer Reihenfolge.

1 Mikronährstoff-Fahrplan für eine gesunde Verdauung

MIKRONÄHRSTOFF & BEDEUTUNG (Bewertung durch die europäische Behörde für Lebensmittelsicherheit EFSA)	GUTE QUELLEN	EMPFOHLENE TAGESDOSIS
Curcumin		
Studienlage bisher nicht ausreichend, in einigen Studien wurden positive Effekte in Bezug auf Entzündungen gefunden	Curcuma (Gelbwurzel)	500 bis 3.000 mg (auf Bioverfügbarkeit achten, s. Seite 58)
Glutamin		
wichtige Stoffwechselfunktionen, dazu gehören Immunstabilität, Energiegewinnung, Regeneration	Vollkorngetreide, Soja- und Milchprodukte	10 bis 20 g
Magnesium		
• trägt zur Verringerung von Müdigkeit und Ermüdung bei • trägt zu einem normalen Energiestoffwechsel bei • trägt zu einer normalen Muskelfunktion bei • trägt zu einer normalen Funktion des Nervensystems bei • trägt zu einer normalen psychischen Funktionen bei • trägt zur Erhaltung normaler Knochen und Zähne bei	Grünes Gemüse, Salate, Vollkorngetreide, Nüsse, Hülsenfrüchte	300 bis 800 mg (Verträglichkeit kann je nach Präparat variieren und zu Durchfällen führen, dann Präparat wechseln oder Dosis reduzieren)
Omega-3-Fettsäuren, Docosahexaensäure (DHA), Eicosapentaensäure (EPA)		
DHA • trägt zur Erhaltung normaler Gehirnfunktion bei • trägt zur Immunmodulation bei einem ausgewogenen Verhältnis von Omega 6 zu Omega 3 bei • Omega-3-Fettsäuren haben eine schützende Auswirkung auf Gefäße und Nerven	Seefische, Algen, in geringerer Menge in grasgefüttertem Weidevieh Vorstufen von DHA/EPA in: Lein- und Hanfsamen, Walnüssen, Avocados	2 bis 4 g zu einer fetthaltigen Mahlzeit (Ziel: Omega-3-Index > 8 Prozent)

▶▶

MIKRONÄHRSTOFF & BEDEUTUNG (Bewertung durch die europäische Behörde für Lebensmittelsicherheit EFSA)	**GUTE QUELLEN**	**EMPFOHLENE TAGESDOSIS**
Vitamin A		
• trägt zur Erhaltung normaler Sehkraft bei • trägt zu einem normalen Eisenstoffwechsel bei • trägt zur Erhaltung normaler Haut bei • trägt zur Erhaltung normaler Schleimhäute bei • trägt zu einer normalen Funktion des Immunsystems bei • hat eine Funktion bei der Zellspezialisierung	Eier, Milchprodukte, Leber In Form von Betakarotin in: gelbrotem Gemüse und Obst, Grünkohl, Brokkoli	1.000 bis 5.000 IE (zu einer fetthaltigen Mahlzeit)
Vitamin-B-Komplex (auf bioaktive Formen achten)		
B1 (Thiamin) • trägt zu einer normalen psychischen Funktion bei • trägt zu einem normalen Energiestoffwechsel bei • trägt zu einer normalen Herzfunktion bei • trägt zu einer normalen Funktion des Nervensystems bei	**B1, B2, B3, B5, B6** Vollkorngetreide, Fleisch, Leber, Fisch, Hülsenfrüchte, Gemüse, Pilze	**B1** 10 bis 300 mg **B2** 10 bis 400 mg **B3** 10 bis 100 mg **B5** 10 bis 500 mg **B6** 5 bis 50 mg (auf Homocysteinspiegel achten, Zielbereich < 8 µmol/l)
B2 (Riboflavin) • trägt zu einem normalen Energiestoffwechsel bei • trägt zu einer normalen Funktion des Nervensystems bei • trägt zur Erhaltung normaler Haut und Schleimhäute bei • trägt zu einem normalen Eisenstoffwechsel bei • trägt zur Erhaltung normaler Sehkraft bei • trägt zur Erhaltung normaler roter Blutkörperchen bei • trägt zur Verringerung von Müdigkeit und Ermüdung bei • trägt dazu bei, die Zellen vor oxidativem Stress zu schützen		
B3 (Niacin) • trägt zu einem normalen Energiestoffwechsel bei • trägt zu einer normalen Funktion des Nervensystems bei • trägt zu normalen psychischen Funktionen bei • trägt zur Erhaltung normaler Haut und Schleimhäute bei • trägt zur Verringerung von Müdigkeit und Ermüdung bei		
B5 (Pantothensäure) • trägt zu einem normalen Energiestoffwechsel bei • trägt zur Verringerung von Müdigkeit und Ermüdung bei • trägt zu einer normalen geistigen Leistung bei • trägt zu einer normalen Synthese und einem normalen Stoffwechsel von Steroidhormonen, Vitamin D und einigen Neurotransmittern bei		

MIKRONÄHRSTOFF & BEDEUTUNG (Bewertung durch die europäische Behörde für Lebensmittelsicherheit EFSA)	**GUTE QUELLEN**	**EMPFOHLENE TAGESDOSIS**
B6 (Pyridoxin) • trägt zu einem normalen Energiestoffwechsel bei • trägt zu einem normalen Eiweiß- und Glykogenstoffwechsel bei • trägt zu einer normalen Funktion des Nervensystems bei • trägt zu einer normalen Funktion des Immunsystems bei • trägt zu einer normalen psychischen Funktionen bei • trägt zur Regulierung der Hormontätigkeit bei • trägt zur Verringerung von Müdigkeit und Ermüdung bei • trägt zur normalen Bildung roter Blutkörperchen bei • trägt zu einem normalen Homocysteinstoffwechsel bei • trägt zu einer normalen Cysteinsynthese bei		
B12 (Cobalamin) • trägt zu einem normalen Energiestoffwechsel bei • trägt zu einer normalen Funktion des Immunsystems bei • trägt zu einer normalen Funktion des Nervensystems bei • trägt zu normalen psychischen Funktionen bei • trägt zur Verringerung von Müdigkeit und Ermüdung bei • trägt zu einer normalen Bildung roter Blutkörperchen bei • trägt zu einem normalen Homocysteinstoffwechsel bei • hat eine Funktion bei der Zellteilung	**B12** Tierische Produkte: Leber, Fleisch, Fisch, Eier, Milchprodukte	**B12** 20 bis 500 µg (zu Beginn bei niedrigen Spiegeln häufig sinnvoll: Hydroxycobalamin in Spritzenform mit 1.000 µg einmal pro Woche und insgesamt über 6 Wochen, auf Homocysteinspiegel achten, Zielbereich < 8 µmol/l)
Biotin • trägt zu einem normalen Energiestoffwechsel bei • trägt zur Erhaltung normaler Haut und Schleimhäute bei • trägt zur Erhaltung normaler Haare bei • trägt zu normalen psychischen Funktionen bei • trägt zu einem normalen Stoffwechsel von Makronährstoffen bei • trägt zu einer normalen Funktion des Nervensystems bei	**Biotin** Sojabohnen, Blumenkohl, Pilze, Nüsse, Leber, Eigelb (roh)	**Biotin** 50 bis 1.000 µg
Folsäure • trägt zu einer normalen Funktion des Immunsystems bei • trägt zur Verringerung von Müdigkeit und Ermüdung bei • trägt zu einer normalen psychischen Funktionen bei • trägt zu einer normalen Blutbildung bei • trägt zu einer normalen Aminosäuresynthese bei • trägt zu einem normalen Homocysteinstoffwechsel bei • hat eine Funktion bei der Zellteilung, zum Wachstum des mütterlichen Gewebes während der Schwangerschaft	**Folsäure** grünes Gemüse und Salate, Hülsenfrüchte, Vollkorngetreide, Eier, Leber	**Folsäure** 400 bis 1.000 µg (auf Homocysteinspiegel achten, Zielbereich < 8 µmol/l)

▶▶

MIKRONÄHRSTOFF & BEDEUTUNG (Bewertung durch die europäische Behörde für Lebensmittelsicherheit EFSA)	**GUTE QUELLEN**	**EMPFOHLENE TAGESDOSIS**
Vitamin C		
• trägt zur Verringerung von Müdigkeit und Ermüdung bei • trägt zu einer normalen psychischen Funktionen bei • trägt zur Regeneration der reduzierten Form von Vitamin E bei • trägt zu einem normalen Energiestoffwechsel bei • trägt zu einer normalen Funktion des Immunsystems bei • trägt zu einer normalen Funktion des Nervensystems bei • trägt zu einer normalen Funktion des Immunsystems während und nach intensiver körperlicher Betätigung bei • trägt dazu bei, die Zellen vor oxidativem Stress zu schützen • erhöht die Eisenaufnahme • trägt zu einer normalen Kollagenbildung bei: für eine normale Funktion der Blutgefäße, für eine normale Funktion der Knochen, für eine normale Knorpelfunktion, für eine normale Funktion der Zähne, für eine normale Funktion des Zahnfleisches, für eine normale Funktion der Haut	Zitrusfrüchte, Beeren, Paprika, Kohlsorten, Petersilie, Leber	100 bis 2.000 mg (über den Tag verteilt, ausreichend trinken) Hinweis: Kann zu Durchfällen (und Übelkeit) führen, dann Dosis reduzieren oder auf andere Zusammensetzung ausweichen. Vorsorglich Vitamin-C-Präparate möglichst zu den Mahlzeiten einnehmen
Vitamin D		
• trägt zu einer normalen Funktion des Immunsystems bei • trägt zu der Erhaltung normaler Knochen bei • trägt zu der Erhaltung normaler Zähne bei • trägt zu der Erhaltung der normalen Muskelfunktion bei	Leber, Eier, fetter Seefisch, Milchprodukte	2.000 bis 4.000 IE (nach Spiegel, Zielbereich: 75 bis 200 nmol/l bzw. 40 bis 60 ng/ml)
Vitamin K2		
• trägt zum Erhalt normaler Knochen bei	Leber, Fleisch, Käse, Butter, Eier	60 bis 150 µg

MIKRONÄHRSTOFF & BEDEUTUNG (Bewertung durch die europäische Behörde für Lebensmittelsicherheit EFSA)	**GUTE QUELLEN**	**EMPFOHLENE TAGESDOSIS**
Zink		
• trägt zur Erhaltung normaler Haut bei • trägt zu einer normalen Eiweißsynthese bei • trägt zur Erhaltung eines normalen Testosteronspiegels im Blut bei • trägt zu einem normalen Kohlenhydratstoffwechsel bei • trägt zur Erhaltung normaler Haare und Nägel bei • trägt zu einem normalen Fettsäurestoffwechsel bei • trägt zu einer normalen Fruchtbarkeit und Fortpflanzungsfähigkeit bei • trägt zu einer normalen kognitiven Funktion bei • trägt zu einer normalen Funktion des Immunsystems bei • trägt zur Erhaltung normaler Knochen bei • trägt zu einem normalen Säure-Basen-Stoffwechsel bei • trägt zur Erhaltung normaler Sehkraft bei • trägt zu einem normalen Vitamin-A-Stoffwechsel bei • trägt zu einer normalen DNA-Synthese bei • trägt dazu bei, die Zellen vor oxidativem Stress zu schützen • hat eine Funktion bei der Zellteilung	Fleisch, Milch, Vollkorngetreide, Gemüse, Pilze, Sesam, Hülsenfrüchte, Käse, Austern	15 bis 30 mg

2 Mikronährstoff-Fahrplan für einen stabileren Stoffwechsel

MIKRONÄHRSTOFF & BEDEUTUNG (Bewertung durch die europäische Behörde für Lebensmittelsicherheit EFSA)	GUTE QUELLEN	EMPFOHLENE TAGESDOSIS
Berberin		
Studienlage bisher nicht ausreichend, in einigen Studien wurden positive Effekte in Bezug auf den Blutzuckerspiegel gefunden, traditionelle Anwendung in der chinesischen Medizin	Rinde und Wurzeln der gemeinen Berberitze	500 bis 1500 mg
Chrom		
• trägt zu einem normalen Stoffwechsel von Makronährstoffen bei • trägt zur Aufrechterhaltung eines normalen Blutzuckerspiegels bei	Bierhefe, Vollkornprodukte, Nüsse, Kartoffeln, Käse, Kakao, Leber	200 bis 400 µg
Magnesium		
s. Quick-Start 1. Mikronährstoff-Fahrplan		
Mangan		
• trägt zu einem normalen Energiestoffwechsel bei • trägt zu einer normalen Bindegewebsbildung bei • trägt zur Erhaltung normaler Knochen bei • trägt dazu bei, die Zellen vor oxidativem Stress zu schützen	Haferflocken, Vollkorngetreide, Soja, Nüsse, Leinsamen, Bohnen, Vollkornreis	1 bis 5 mg
Omega-3-Fettsäuren		
s. Quick-Start 1. Mikronährstoff-Fahrplan		
Vitamin-B-Komplex		
s. Quick-Start 1. Mikronährstoff-Fahrplan		
Vitamin D		
s. Quick-Start 1. Mikronährstoff-Fahrplan		
Vitamin K2		
s. Quick-Start 1. Mikronährstoff-Fahrplan		
Zink		
s. Quick-Start 1. Mikronährstoff-Fahrplan		

3 Mikronährstoff-Fahrplan bei hohem Stresslevel

MIKRONÄHRSTOFF & BEDEUTUNG (Bewertung durch die europäische Behörde für Lebensmittelsicherheit EFSA)	**GUTE QUELLEN**	**EMPFOHLENE TAGESDOSIS**
Aminosäuren		
Studienlage bisher bei vielen Aminosäuren nicht ausreichend, zu wichtigen Stoffwechselfunktionen gehören: **Arginin** für Energiestoffwechsel, Regeneration, Aufbau des Bindegewebes, Stimulierung des Immunsystems **Glutamin** *s. Quick-Start 1. Mikronährstoff-Fahrplan* **Glycin** für die Stimulierung des Immunsystems, für Entgiftungsprozesse der Leber **Leucin/Isoleucin/Valin** für die Energiegewinnung, Regeneration **Lysin** für die Stimulierung des Immunsystems, Kollagensynthese, Aufbau der Bindegewebsstrukturen **Methionin** für die Bildung von Glutathion (mitbeteiligt), Aufbau des Bindegewebes **Tryptophan** für die Bildung von Serotonin, Melatonin, Niacin **Cystein** für die Glutathionbildung, Immunkompetenz **Taurin** für die Stabilisierung des Immunsystems, starkes Antioxidans	Fleisch, Fisch, Leber, Eier, Milchprodukte, Hülsenfrüchte, Kartoffeln, Nüsse	**Arginin** 3 bis 5 g **Glutamin** 2 bis 10 g **Glycin** 6 bis 10 g **Leucin/Isoleucin/ Valin** jeweils 2 g **Lysin** 1 bis 2 g **Methionin** 0,2 g **Tryptophan** 50 bis 500 mg **Cystein** 0,5 bis 1,5 g **Taurin** 200 bis 1.000 mg
Coenzym Q10		
Studienlage bisher nicht ausreichend, zu wichtigen Stoffwechselfunktionen gehören die Stabilisierung der Zellmembranen, Energieproduktion, starkes Antioxidans	Leber, Eier, Olivenöl	100 bis 300 mg
Magnesium		
s. Quick-Start 1. Mikronährstoff-Fahrplan		
Phosphatidylcholin		
Studienlage bisher nicht ausreichend, zu wichtigen Stoffwechselfunktionen gehören Beteiligung am Aufbau von Zellmembranen und Acetylcholin	Eier, Sojaprodukte, Fleisch, Fisch, Milchprodukte, Nüsse und Samen	300 bis 1.000 mg
Vitamin-B-Komplex		

▸▸

MIKRONÄHRSTOFF & BEDEUTUNG (Bewertung durch die europäische Behörde für Lebensmittelsicherheit EFSA)	**GUTE QUELLEN**	**EMPFOHLENE TAGESDOSIS**
s. Quick-Start 1. Mikronährstoff-Fahrplan		
Vitamin C		
s. Quick-Start 1. Mikronährstoff-Fahrplan		
Vitamin D		
s. Quick-Start 1. Mikronährstoff-Fahrplan		
Vitamin K2		
s. Quick-Start 1. Mikronährstoff-Fahrplan		
Zink		
s. Quick-Start 1. Mikronährstoff-Fahrplan		

4 Mikronährstoff-Fahrplan für die Hormonbalance

MIKRONÄHRSTOFF & BEDEUTUNG (Bewertung durch die europäische Behörde für Lebensmittelsicherheit EFSA)	GUTE QUELLEN	EMPFOHLENE TAGESDOSIS
Eisen		
• trägt zur normalen Bildung von roten Blutkörperchen und Hämoglobin bei • trägt zu einem normalen Sauerstofftransport im Körper bei • trägt zu einem normalen Energiestoffwechsel bei • trägt zur Verringerung von Müdigkeit und Ermüdung bei • trägt zu einer normalen kognitiven Funktion bei • trägt zu einer normalen Funktion des Immunsystems bei • hat eine Funktion bei der Zellteilung	Fleisch, Leber Hülsenfrüchte, Gemüse, Vollkornprodukte, Bierhefe	15 bis 100 mg (Zielbereich Ferritin Frauen 70 bis 150 ng/ml, Männer 100 bis 200 ng/ml) Hinweis: Bei guter Verträglichkeit nüchtern einnehmen. Aus der Nahrung wird es zusammen mit Vitamin C besser aufgenommen.
Jod		
• trägt zu einem normalen Energiestoffwechsel bei • trägt zu einer normalen kognitiven Funktion bei • trägt zu einer normalen Funktion des Nervensystems bei • trägt zu einer normalen Produktion von Schilddrüsenhormonen und zu einer normalen Schilddrüsenfunktion bei • trägt zur Erhaltung normaler Haut bei	Meeresprodukte, jodiertes Speisesalz und damit hergestellte Produkte, Milchprodukte	50 bis 150 µg Achtung: Nicht anwenden während eines Schubes bei Hashimoto-Thyreoiditis!
Selen		
• trägt zur Erhaltung normaler Haare und Nägel bei • trägt zu einer normalen Schilddrüsenfunktion bei • trägt zu einer normalen Funktion des Immunsystems bei • trägt zu einer normalen Spermabildung bei • trägt dazu bei, die Zellen vor oxidativem Stress zu schützen	Meeresprodukte, Fleisch, Eier, Vollkornprodukte, Paranüsse	100 bis 300 µg Natriumselenit (Zielbereich Selen im Vollblut: 140 bis 160 µg/l)
Vitamin D		
s. Quick-Start 1. Mikronährstoff-Fahrplan		
Vitamin K2		
s. Quick-Start 1. Mikronährstoff-Fahrplan		
Zink		
s. Quick-Start 1. Mikronährstoff-Fahrplan		

5 Mikronährstoff-Fahrplan bei stillen Entzündungen

MIKRONÄHRSTOFF & BEDEUTUNG (Bewertung durch die europäische Behörde für Lebensmittelsicherheit EFSA)	**GUTE QUELLEN**	**EMPFOHLENE TAGESDOSIS**
Aminosäuren		
s. Quick-Start 3. Mikronährstoff-Fahrplan		
Basenpulver		
Präparate haben oft unterschiedliche Zutaten, häufig Magnesium und Kalium • Kalium trägt zu einer normalen Funktion des Nervensystems bei • trägt zu einer normalen Muskelfunktion bei • trägt zur Aufrechterhaltung eines normalen Blutdrucks bei (Bedeutung und Dosierung Magnesium, *s. Quick-Start 1. Mikronährstoff-Fahrplan)*	Gemüse, Obst, Nüsse, Pilze, Hülsenfrüchte, Vollkornprodukte, Hefe	nach Herstellerangaben (für Kalium 200 bis 750 mg empfohlen) Hinweis: Basenpulver mit zwei Stunden Abstand zu den Mahlzeiten einnehmen, um den Verdauungsprozess nicht zu stören. Bei Niereninsuffizienz muss die Dosis angepasst oder das Produkt abgesetzt werden.
Magnesium		
s. Quick-Start 1. Mikronährstoff-Fahrplan		
Omega-3-Fettsäuren		
s. Quick-Start 1. Mikronährstoff-Fahrplan		
Vitamin-B-Komplex		
s. Quick-Start 1. Mikronährstoff-Fahrplan		
Vitamin C		
s. Quick-Start 1. Mikronährstoff-Fahrplan		
Vitamin D		
s. Quick-Start 1. Mikronährstoff-Fahrplan		
Vitamin K2		
s. Quick-Start 1. Mikronährstoff-Fahrplan		

Adressen, die weiterhelfen

Mit allen Anbietern haben meine Patienten und Patienten und auch ich selbst sehr gute Erfahrungen gemacht. Die Reihenfolge der Namensnennung hat folglich nichts mit einer Rangliste oder einer speziellen Empfehlung zu tun.

Labore

Viele von den in diesem Buch beschriebenen Labortests gehören nicht zur allgemein üblichen Standarddiagnostik. Die folgenden Institute bieten Ihnen ein breites Angebot an geeigneten Untersuchungsparametern an.

Biovis' Diagnostik MVZ GmbH
Brüsseler Straße 18
65552 Limburg-Eschhofen
https://www.biovis.eu

GANZIMMUN Diagnostics GmbH
Hans-Böckler-Straße 109
55128 Mainz
https://www.ganzimmun.de/

IMD Institut für Medizinische Diagnostik Berlin-Potsdam GbR
Nicolaistraße 22
12247 Berlin-Steglitz
https://www.imd-berlin.de/

MVZ Institut für Mikroökologie GmbH
Auf den Lüppen 8
35745 Herborn
https://www.mikrooek.de/

Lab4more GmbH
Augustenstraße 10
80333 München
https://www.lab4more.de/kontakt/

KEAC Parkstad
Snellius 11
52072 Aachen
https://www.keac.nl

RP SANITAS HUMANUS
Postfach 11 71
50140 Kerpen (DE)
https://de.rpsanitashumanus.com

Labormedizinische Selbsttests

Cerascreen GmbH
https://www.cerascreen.de

Dr. med. Ralf Kirkamm
https://www.dr-kirkamm.de

Apotheken für Rezepturarzneien

Arnika Apotheke
Am Sportpark 5
82008 Unterhaching
https://arnika-apo.de/

Burg Apotheke
Frankfurter Straße 7
61462 Königstein im Taunus
https://rezeptur.de

Klösterl Apotheke
Färbergraben 12 Rgb.
80331 München
https://www.kloesterl-apotheke.de

Sonnen Apotheke
Eberstädter Straße 24
64319 Pfungstadt
https://www.apotheke-pfungstadt.de

Viktoria Apotheke
Bahnhofstraße 95-97
66111 Saarbrücken
https://www.internet-apotheke.de

Literatur

Wozu brauche ich eigentlich Mikronährstoffe?

Die vielfältige Welt der Nährstoffe

Franzkowiak P und Hurrelmann K 2022, Gesundheit; In: Bundeszentrale für gesundheitliche Aufklärung (BZgA) (Hrsg.). Leitbegriffe der Gesundheitsförderung und Prävention. Glossar zu Konzepten, Strategien und Methoden. https://doi.org/10.17623/BZGA:Q4-i023-1.0.

Deutsche Gesellschaft für Ernährung e. V.: trans-Fettsäuren und ihr Einfluss auf die Gesundheit Teil 1 – Entstehung und Vorkommen. DGE info (05/2016) 66-68.

Deutsche Gesellschaft für Ernährung e. V.: trans-Fettsäuren und ihr Einfluss auf die Gesundheit – Teil 2. DGE info (06/2016) 86-89.

Watzl B: Einfluss sekundärer Pflanzenstoffe auf die Gesundheit; In: Deutsche Gesellschaft für Ernährung (Hrsg.): Ernährungsbericht Bonn (2008): 335-379.

Watzl B: Einfluss sekundärer Pflanzenstoffe auf die Gesundheit; In: Deutsche Gesellschaft für Ernährung (Hrsg.): 12. Ernährungsbericht Bonn (2012): 355-374.

Duchen MR: Mitochondria in health and disease: perspectives on a new mitochondrial biology. Mol Aspects Med. 2004 Aug; 25(4):365-451.

Julian T et al.: B12 as a treatment for peripheral neuropathic pain: a systematic review. Nutrients 2020; 12(8):2221.

Bohnsack BL, Hirschi KK: Nutrient regulation of cell cycle progression. Annual Review of Nutrition. 07/2004. Vol. 24:433-453.

Carr AC, Maggini S.: Vitamin C and immune function. Nutrients. 2017; 9:1211.

Gombart AF, Pierre A, Maggini S: A Review of Micronutrients and the Immune System-Working in Harmony to Reduce the Risk of Infection. Nutrients. 2020 Jan 16; 12(1):236.

Selvarjaj P: Vitamin D, vitamin D receptor, and cathelicidin in the treatment of tuberculosis. Vitam Horm. 2011; 86:307-25.

Zittermann A et al: Vitamin D and airway infections: a European perspective. Eur J Med Res; 21:14,2016.

Markun S et al.: Effects of vitamin B12 supplementation on cognitive function, depressive symptoms, and fatigue: a systemativ review, meta-analysis, and meta-regression. Nutrients. 2021; 13:923.

Kázmierczak-Baránska J et al.: Two Faces of Vitamin C – Antioxidative and Pro-Oxidative Agent. Nutrients 2020; 12:1501.

Yiannikourides A et al.: A short review of iron metabolism and pathophysiology of iron disorders. Medicines 2019; 6:85.

Presseinformation der Deutschen Gesellschaft für Ernährung e. V. (DGE): Bunte Pillen für's gute Gewissen – Was bringen Nahrungsergänzungsmittel? 09/2012.|

Gröber U: Die Mikronährstoff-Räuber. Mit medikationsorientierter Supplementierung gegen negative Effekte der Pharmakotherapie. DAZ 2014; 15:78.

Deutsche Gesellschaft für Ernährung e. V.: Einheitliche Handlungsempfehlung für die Schwangerschaft aktualisiert und erweitert. DGE info (12/2018) 183-189.

Deutsche Gesellschaft für Ernährung e. V.: Essen und Trinken im Alter. DGE-Praxiswissen 2014.

Stiftung Warentest: Vitamin D. Wie es wirkt, wer viel davon braucht; 18.03.2022.

Bundesamt für Strahlenschutz: Bildung des körpereigenen Vitamin D; 29.03.2022.

Sobiecki JG et al.: High compliance with dietary recommendations in a cohort of meat eaters, fish eaters, vegetarians and vegans: results from the European Prospective Investigation into Cancer and Nutrition-Oxford study. Nutr Res 2016; 36(5):464-477.

Presseinformation der Deutschen Gesellschaft für Ernährung e. V.: DGE Ernährungstipps für Autofahrer und Reisende. 07/2013.

Ziegenhagen R et al.: Sicherheitsaspekte bei Nahrungsergänzungsmitteln im Sport. Position der Arbeitsgruppe Sporternährung der deutschen Gesellschaft für Ernährung e.V. (DGE). Ernährungsumschau international 02/2020.

Müde, erschöpft: Was Ihr Körper Ihnen sagen möchte

Porst M et al.: The burden of disease in Germany at the national and regional level – results in term of disability-adjusted life years (DALY) from the BURDEN 2020. Dtsch Arztebl Int 2022; 119:785-92.

Energie-Player Darm: Das Chaos im Verdauungssystem

Clark A, Mach N: Exercise-induced stress behavior, gut-microbiota-brain axis and diet: a systematic review for athletes. J Int Soc Sports Nutr. 2016; 13:43.

Margolis KG, Cryan JF, Mayer EA: The Microbiota-Gut-Brain Axis: From Motility to Mood. Gastroenterology. 2021; 160(5):1486-1501.

Agirman G, Yu KB, Hsiao EY: Signaling inflammation across the gut-brain axis. Science. 2021; 374(6571):1087-1092.

Kelly CJ, Colgan SP, Frank DN: Of Microbes and Meals: The Health Consequences of Dietary Endotoxemia. Nutr Clin Pract 2012; 27(2):215-225.

Scott KP et al.: Manipulating the gut microbiota to maintain health and treat disease. Microbial Ecology in Health & Disease 2015; 26:25877.

Weiss GA, Hennet T: Mechanisms and consequences of intestinal dysbiosis. Cell Mol Life Sci 2017; 74(16):2959-2977.

Tiffany CR, Bäumler AJ: Dysbiosis: from fiction to function. Am J Physiol Gastrointest Liver Physiol 2019; 317(5):G602-G608.

Paray BA et al.: Leaky Gut and Autoimmunity: An Intricate Balance in Individuals Health and the Diseased State. Int J Mol Sci 2020; 21(24):9770.

Ilchmann-Diounou H, Menard S: Psychological Stress, Intestinal Barrier Dysfunctions, and Autoimmune Disorders: An Overview. Front Immunol 2020; (11):1823.

Safadi JM et al.: Gut dysbiosis in severe mental illness and chronic fatigue: a novel trans-diagnostic construct? A systematic review and meta-analysis Molecular Psychiatry 2022; (27):141-153.

Kim G-H, Lee K, Shim JO: Gut Bacterial Dysbiosis in Irritable Bowel Syndrome: A Case-Control Study and a Cross-Cohort Analysis using Publicly Available Data Sets. Microbiology Spectrum 2023; (11):e02125-22.

Ghafari P, Shoaie S, Nielsen LK: Irritable bowel syndrome and microbiome; Switching from conventional diagnosis and therapies to personalized interventions. Journal of Translational Medicine 2022; (20):173.

Chiu et al.: Gut microbial dysbiosis is associated with allergen-specific IgE responses in young children with airway allergies. World Allergy Organization Journal 2019; (12):100021.

Fasano A: Zonulin and Its Regulation of Intestinal Barrier Function: The Biological Door to Inflammation, Autoimmunity, and Cancer. Physiol Rev 2011; 91:151-175.

Camilleri M: Leaky gut: mechanisms, measurement and clinical implications in humans. Gut 2019; 68(8):1516-1526.

Kinashi Y, Hase K: Partners in Leaky Gut Syndrome: Intestinal Dysbiosis and Autoimmunity. Front Immunol 2021; 12:673708.

Sorbara MT, Pamer EG: Microbiome-based therapeutics. Nat Rev Microbiol 2022; 20(6):365-380.

Energie-Player Insulin: Blutzuckerschwankungen als Stoffwechselhindernis

Deutsche Gesellschaft für Ernährung e. V.: Evidenzbasierte Leitlinie Kohlenhydratzufuhr und Prävention ausgewählter ernährungsmitbedingter Krankheiten. DGE Version 2011.

Araujo J et al.: Prevalence of optimal metabolic health in American adults. National Health and Nutrition Examination Survey 2009-2016, metabolic syndrome and related disorders 2019; (17):46-52.

Uribarri J et al.: Advanced glycation end products in foods and a practical guide to their reduction in the diet. Journal of the American Dietetic Association 2010; (100,6):911-916.

Dyer D et al.: The Maillard reaction in vivo. Zeitschrift für Ernährungswissenschaft 1991; (30):29-45.

Lebovitz HE: Insulin resistance: definition and consequences. Exp Clin Endocrinol Diabetes 2001; 109 Suppl 2:135-148.

Freckmannn G et al.: Continuous glucose profiles in healthy subjects under everyday life conditions and after different meals. Journal of diabetes science and technology 2007; (1,5):695-703.

Onyango AN: Cellular Stresses and Stress Responses in the Pathogenesis of Insulin Resistance. Oxid Med Cell Longev 2018; 2018:4321714.

Buxton OM et al.: Sleep restriction for one week reduces insulin sensitivity in healthy men. Diabetes 2010; 59(9):2126-2133.

Energie-Player Stressbalance: Die wichtigsten Störfaktoren

Tavanti M et al.: Evidence of diffuse damage in frontal and occipital cortex in the brain of patients with post-traumatic stress disorder. Neurol Sci 2012; 33(1):59-68.

Esposito P et al.: Acute stress increases permeability of the blood-brain-barrier through activation of brain mast cells. Brain Res 2001; 888(1):117-127.

Bullmann C: Bedeutung der Hypothalamus-Hypophysen-Nebennierenrindenachse. Gynäkologische Endokrinologie 2020; 18:135-139.

Niu SF et al.: The effect of shift rotation on employee cortisol profile, sleep quality, fatigue, and attention level: a systemativ review. J Nurs Res 2011; 19(1):68-81.

Bieger WP: Neurostress – eine Einführung, Teil 1. OM und Ernährung 2013; Nr. 143.

Bieger WP: Neurostress – eine Einführung, Teil 2. OM und Ernährung 2013; Nr. 145.

Biovis: Chronischer Stress und seine Folgen. Fachinformation 2/2013.

Smith SM, Vale WW: The role of the hypothalamic-pituitary-adrenal axis in neuroendocrine responses to stress. Dialogues Clin Neurosci 2006; 8:383-395.

Energie-Player Schilddrüse: Eine oft unterschätzte Hormonzentrale

BfR (Bundesinstitut für Risikobewertung): Ratschläge für die ärztliche Praxis: Jod, Folat/Folsäure und Schwangerschaft; Berlin 2021.

Schübel J et al.: Latente Hypothyreose des Erwachsenen. Dtsch Arztebl Int 2017; 114(25):430-438.
Chaker L et al.: Hypothyroidism. Lancet 2017; 390(10101):1550-1562.
Persani L et al.: European Thyroid Association (ETA) Guidelines on the Diagnosis and Management of Central Hypothyroidism. Eur Thyroid J 2018; 7(5):225-237.
Podlogar J, Smollich M: Stoffwechsel fein justiert. Wie Mikronährstoffe die Schilddrüsenfunktion beeinflussen. DAZ 2017; 7:54.
Köhrle J: Selenium, Iodine and Iron–Essential Trace Elements for Thyroid Hormone Synthesis and Metabolism. Int J Mol Sci 2023; 24(4):3393.
Winther KH et al.: Selenium in thyroid disorders - essential knowledge for clinicians. Nat Rev Endocrinol 2020; 16(3):165-176.

Energie-Player im Verborgenen: Entlasten von chronischen Entzündungen

Jessen NA et al.: The glymphatic system: A beginner's guide: Neurochem Res 2015; 40(12):2583-2599.
Chahal HS, Drake WM: The endocrine system and ageing. J Pathol 2007; 211(2):173-180.
Davis S et al.: Androgen therapy in woman, beyond libido. Climacteric 2013; 16(Suppl 1):18-24.
Davey DA et al.: Androgens in woman before and after the menopause and post bilateral Oophorectomy: clinical effects and indications for testosterone therapy. Womans health (Lond Engl) 2012; 8:437-446.
Milić S, Lulić D, Štimac D: Non-alcoholic fatty liver disease and obesity: biochemical, metabolic and clinical presentations. World J Gastroenterol 2014; 20(28):9330-9337.
Rodrigues GD et al.: Obesity and sleep disturbances: The chicken or the egg question. Eur J Intern Med 2021; 92:11-16.
Wahl P: Exercise is medicine: Die Rolle von Zytokinen und Myokinen für Gesundheit und Krankheit. Sportphysio 2018; 06(04):153-159.
Wüst S et al.: Metabolic maturation during muscle stem cell differentiation is archieved by miR-1/133a-mediated inhibition of Dlk1-Dio3 mega gene cluster. Cell Metab 2018; 27(5):1026-1039.e6.
Li J et al.: Impact of Exercise and Aging on Mitochondrial Homeostasis in Skeletal Muscle: Roles of ROS and Epigenetics. Cells 2022; 11(13):2086.
https://www.lgl.bayern.de/; letzter Zugriff: 11.06.2023.
https://www.rki.de/; letzter Zugriff: 11.06.2023.
Guarnotta V et al.: Impact of Chemical Endocrine Disruptors and Hormone Modulators on the Endocrine System. Int J Mol Sci 2022; 23(10):5710.
https://www.umweltbundesamt.de/; letzter Zugriff: 11.06.2023.
https://www.efsa.europa.eu/; letzter Zugriff: 11.06.2023.

Chevrier J et al.: Body weight loss increases plasma and adipose tissue concentrations of potentially toxic pollutants in obese individuals. International Journal of Obesity 2000; 24:1272-1278.

Gut mit Mikronährstoffen versorgt? Wissen satt raten!

Presseinformation der Deutschen Gesellschaft für Ernährung e. V.: Bunte Pillen für's gute Gewissen; 09/2012.

Mangel erkennen: Mikronährstoffdefizite identifizieren

Gupta RK, Gangoliya SS, Singh NK: Reduction of phytic acid and enhancement of bioavailable micronutrients in food grains. J Food Sci Technol 2015; 52(2):676-684.

Grosso G et al.: Estimated dietary intake and major food sources of polyphenols in the polish arm of the HAPIEE study. Nutrition 2014; 30(11-12):1398-1403.

Zijp IM, Korver O, Tijburg LB: Effect of tea and other dietary factors on iron absorption. Crit Rev Food Sci Nutr 2000; 40(5):371-398.

Kolpatzik K, Zaunbrecher R: Ernährungskompetenz in Deutschland. KomPart; Berlin, Juni 2020.

BfR (Bundesinstitut für Risikobewertung): Aktualisierte Höchstmengenvorschläge für Vitamine und Mineralstoffe in Nahrungsergänzungsmitteln und angereicherten Lebensmitteln; Stellungnahme Nr. 009/2021, 3/2021.

BMEL (Bundesministerium für Ernährung und Landwirtschaft): Verbraucherzentrale: Nahrungsergänzungsmittel richtig verwenden; 3/2021.

Darum arbeitet die Schulmedizin kaum mit Mikronährstoffen

Löffler B-M, von Baehr V, Huesker K: Optimierung der Vollblutmineralanalyse durch die Berechnung intrazellulärer Konzentrationen. OM & Ernährung 2020; Nr. 173.

IMD Berlin: Die Mineralstoffanalyse im Vollblut (EDTA/Heparin); Diagnostikinformation Nr. 298.

Das DIY-Programm: 5 erprobte Mikronährstoff-Fahrpläne mehr Energie

Bolland MJ, Grey A, Avenell A: Effects of vitamin D supplementation on musculoskeletal health: A systematic review, meta-analysis, and trial sequential analysis. The Lancet Diabetes & Endocrinology 2018; 6(11):847-858.

Richtig essen: „One apple a day, keeps the doctor away!"

Fries E et al.: The cortisol awakening response (CAR): facts and future directions. Int J Psychophysiol 2009; 72(1):67-73.

Drake C et al.: Caffeine effects on sleep taken 0, 3, or 6 hours before going to bed. J Clin Sleep Med. 2013; 9(11):1195-1200.

Jones GD et al.: Selenium deficiency risk predicted to increase under future climate change; Proceedings of the National Academy of Sciences 2017.

Pfersdorf CM: Ernährungstrend: Ist personalisierte Ernährung die Zukunft? www.zdf.de/nachrichten/panorama/ernaehrung-zukunft-trend-personalisierung-100.html; letzter Zugriff: 08.05.2023.

Gießelmann K: Personalisierte Ernährung: Neue Konzepte notwendig. Dtsch Arztebl 2022; 119(44): A-1904/B-1579.

Ordovas JM et al.: Personalised nutrition and health. BMJ 2018; 361:bmj. k2173.

Zeevi D et al.: Personalized Nutrition by Prediction of Glycemic Responses. Cell 2015; 163(5):1079-1094.

Deutsche Gesellschaft für Ernährung, Österreichische Gesellschaft für Ernährung, Schweizerische Gesellschaft für Ernährungsforschung, Schweizerische Vereinigung für Ernährung (Hrsg.): Referenzwerte für die Nährstoffzufuhr. Bonn, 2. Auflage; 7. aktualisierte Ausgabe (2021).

EFSA (European Food Safety Authority): Overview on Tolerable Upper Intake Levels as derived by the Scientific Committee on Food (SCF) and the EFSA Panel on Dietetic Products, Nutrition and Allergies (NDA); 9/2018.

So versorgt ausreichend Bewegung mit Power

Rantanen T et al.: Muscle strength and body mass index as long-term predictors of mortality in initially healthy men. J Gerontol A Biol Sci Med Sci 2000; 55(3):M168-173.

Pedersen BK, Febbraio MA: Muscles, exercise and obesity: skeletal muscle as a secretory organ. Nat Rev Endocrinol 2012; 8(8):457-465.

Rhea MR et al.: A Comparison of Linear and Daily Undulating Periodized Programs with Equated Volume and Intensity for Strength. J Strength Cond Res 2002; 16(2):250-255.

Martins WR et al.: Elastic resistance training to increase muscle strength in elderly: A systematic review with meta-analysis. Arch Gerontol Geriatr 2013; 57(1):8-15.

Larun L et al.: Exercise therapy for chronic fatigue syndrome. Cochrane Database Syst Rev 2017; 4(4):CD003200.

Entspannung finden: Die Nerven zur Ruhe bringen

Tang YY et al.: The neuroscience of mindfulness meditation. Nat Rev Neurosci 2015; 16(4):213-225.

Jacobs GD: Clinical Applications of the Relaxation Response and Mind-Body Interventions. J Altern Complement Med 2001; 7(Suppl 1):93-101.

Wang C et al.: Tai Chi on psychological well-being: systematic review and meta-analysis. BMC Complement Altern Med 2010; 10:23.

Ma X, et al.: The effect of diaphragmatic breathing on attention, negative affect and stress in healthy adults. Front Psychol 2017; 8:874.

Erholsamer Schlaf hat oberste Priorität

Besedovsky B et al.: Sleep and immune function. European Journal of Physiology 2012; 463(1):121-137.

Jessen NA et al.: The Glymphatic System – A Beginner's Guide. Neurochemical Research 2015; 40(12):2583-2599.

Ibarra-Coronado EG et al.: The Bidirectional Relationship between Sleep and Immunity against Infections. Journal of Immunology Research 2015; 2015:678164.

Wang C et al.: Association of estimated sleep duration and naps with mortality and cardiovascular events: a study of 116 632 people from 21 countries. European Heart Journal 2019; 40(20):1620-1629.

Esaki Y et al.: Wearing blue light-blocking glasses in the evening advances circadian rhythms in the patients with delayed sleep phase disorder: An open-label trial. Chronobiol Int 2016; 33(8):1037-1044.

Riemann D et al.: European guideline for the diagnosis and treatment of insomnia. Journal of Sleep Research 2017; 26(6):675-700.

Darauf sollten Sie bei Nahrungsergänzungsmitteln achten

Herrmann W, Obeid R: The mandatory fortification of staple foods with folic acid: a current controversity in Germany. Dsch Arztbl Int 2011; 108(15):249-254.

Niedermaier T et al.: Food fortification in prevention of cancer deaths – a modeling study. Nutriens 2021; 13(11):3986.

BfR (Bundesinstitut für Risikobewertung): Aktualisierte Höchstmengenvorschläge für Vitamine und Mineralstoffe in Nahrungsergänzungsmitteln und angereicherten Lebensmitteln; Stellungnahme Nr. 009/2021, 3/2021.

BMEL (Bundesministerium für Ernährung und Landwirtschaft): Verbraucherzentrale: Wechselwirkungen mit Medikamenten; 11/2021.

LGL (Bayerisches Landesamt für Gesundheit und Lebensmittelsicherheit): Abgrenzung zwischen Arzneimitteln und Nahrungsergänzungsmitteln; 2/2017.

Stranges S et al.: Effects of long-term selenium supplementation on the incidence of type 2 diabetes: a randomized trial. Ann Intern Med 2007; 21(147):217-223.

Mikronährstoff-Fahrplan für Ihre gesunde Verdauung

Liegl G et al.: Guided self-help interventions for irritable bowel syndrome: a systematic review and meta-analysis. Eur J Gastroenterol Hepatol 2015; 27:1209-1221

Bischoff C et al.: Intestinal permeability – a new target for disease prevention and therapy. BMC Gastroenterol 2014; 14:189.
Kabeerdoss J et al.: Effect of yoghurt containing Bifidobacterium lactis Bb12® on faecal excretion of secretory immunoglobulin A and human beta-defensin 2 in healthy adult volunteers. Nutr J 2011; 10:138.
Maier E, Anderson RC, Roye NC: Understanding how commensal obligate anaerobic bacteria regulate immune functions in the large intestine. Nutrients 2014; 7(1):45-73.
Lamprecht M et al.: Probiotic supplementation affects markers of intestinal barrier, oxidation, and inflammation in Trained men; a randomized, double-blinded, placebo-controlled trial. J Int Soc Sports Nutr 2012; 9(1):45.

Geeignete Nahrungsergänzungsmittel

Sturniolo GC et al.: Zinc supplementation tightens leaky gut in Crohn's disease. Inflamm Bowel Dis 2001; 7(2):94-98.
Wang B et al.: L-Glutamine Enhances Tight Junction Integrity by Activating CaMK Kinase 2-AMP-Activated Protein Kinase Signaling in Intestinal Porcine Epithelial Cells. J Nutr. 2016; 146(3):501-508.
Anand P et al.: Bioavailibility of curcumin: problems and promises. Mol Pharm 2007; 4(6):807-818.
Siddharth SG et al.: Curcumin-mediated regulation of intestinal barrier function: The mechanism underlying its beneficial effects. Tissue barriers 2018; 6(1);e1425085.

Mikronährstoff-Fahrplan für Ihren stabileren Stoffwechsel

Jovanovic A, Gerrard J, Taylor R: The second-meal phenomenon in type 2 diabetes. Diabetes Care 2009; 32(7):1199-1201.
Lee SH et al.: Potentiation of the early-phase insulin response by a prior meal contributes to the second-meal phenomenon in type 2 diabetes. Am J Physiol Endocrinol Metab 2011; 301(5):E984-990.
Cani PD et al.: Gut microbiota fermentation of prebiotics increases satietogenic and incretin gut peptide production with consequences for appetite sensation and glucose response after a meal. Am J Clin Nutr 2009; 90(5):1236-1243.
Weickert MO, Pfeiffer AFH: Impact of Dietary Fiber Consumption on Insulin Resistance and the Prevention of Type 2 Diabetes. J Nutr 2018; 148(1):7-12.
Nutall FQ et al.: Effect of protein ingestion on the glucose and insulin response to a standardized oral glucose load. Diabetes Care 1984; 7(5):465-470.

Wyatt P et al.: Postprandial glycaemic dips predect appetite and energy intake in healthy individuals. Nat Metab 2021; 3(4):523-529.

Santos HO et al.: Vinegar (acetic acid) intake on glucose metabolism. A narrative review. Clin Nutr ESPEN 2019; 32:1-7.

Shukla AP et al.: Food order has a significant impact on postprandial glucose and insulin levels. Diabetes Care 2015; 38(7):e98-99.

Nishino K et al.: Consuming carbohydrates after meat or vegetables lowers postprandial excursions of glucose an insulin in nondiabetic subjects. J Nutr Sci Vitaminol (Tokyo) 2018; 64(5):316-320.

Perry JR, Ying W: A Review of physiological effects of soluble and insoluble dietary fibres. J Nutr Food Sci 2016; 6:476.

Gentilcore D et al.: Effects of fat on gastric emptying of and the glycemic, insulin, and incretin responses to a carbohydrate meal in type 2 diabetes. J Clin Endocrinol Metab 2006; 91(6):2062-2067.

Geeignete Nahrungsergänzungsmittel

Vincent VB: Chromium: celebrating 50 years as an essential element? Dalton Trans 2010; 39:3787-3794.

Costello RB, Dwyer JT, Bailey RL: Chromium supplements for glycemic control in type 2 diabetes: limited evidence of effectiveness. Nutr Rev 2016; 74(7):455-468.

Lan J et al.: Meta-analysis of the effect and safety of berberine in the treatment of type 2 diabetes mellitus, hyperlipemia and hypertension. J Ethnopharmacol 2015; 161:69-81.

Feng X et al.: Berberine in Cardiovascular and Metabolic Diseases: From Mechanisms to Therapeutics. Theranostics 2019; 9(7):1923-1951.

Mikronährstoff-Fahrplan bei hohem Stresslevel

Martin FP et al.: Metabolic effects of dark chocolate consumption on energy, gut microbiota, and stress-related metabolism in free-living subjects. J Proteome Res 2009; 8(12):5568-5579.

Young SN: How to increase serotonin in the human brain without drugs. J Psychiatry Neurosci 2007; 32(6):394-399.

Adan RAH et al.: Nutritional psychiatry: Towards improving mental health by what you eat. Eur Neuropsychopharmacol 2019; 29(12):1321-1332.

Todorova V et al.: Plant Adaptogens—History and Future Perspectives. Nutrients 2021; 13(8):2861.

Lopresti AL et al.: An investigation into the stress-relieving and pharmacological actions of an ashwagandha (Withania somnifera) extract: A randomized, double-blind, placebo-controlled study. Medicine (Baltimore) 2019; 98(37) e17186.

Singh N et al.: An overview on ashwagandha: a Rasayana (rejuvenator) of Ayurveda. Afr J Tradit Complement Altern Med 2011; 8(5 Suppl):208-213.
Langade D et al.: Efficacy and Safety of Ashwagandha (Withania somnifera) Root Extract in Insomnia and Anxiety: A Double-blind, Randomized, Placebo-controlled Study. Cureus 2019; 11(9):e5797.
Panossian A, Wikman G: Effects of Adaptogens on the Central Nervous System and the Molecular Mechanisms Associated with Their Stress-Protective Activity. Pharmaceuticals (Basel) 2010; 3(1):188-224.
Hung SK, Perry R, Ernst E: The effectiveness and efficacy of Rhodiola rosea L.: a systematic review of randomized clinical trials. Phytomedicine 2011; 18(4):235-244.
Grundmann O et al.: Anxiolytic activity of a phytochemically characterized Passiflora incarnata extract is mediated via the GABAergic system. Planta Med.2008; 74(15):1769-1773.
Appel K et al.: Modulation of the γ-aminobutyric acid (GABA) system by Passiflora incarnata L. Phytother Res 2011; 25(6):838-843.
Muszyńska B et al.: Natural products of relevance in the prevention and supportive treatment of depression. Psychiatr Pol 2015; 49(3):435-453.
Boyle NB, Lawton C, Dye L: The effects of magnesium supplementation on subjective anxiety and stress – A systematic review. Nutrients 2017; 9(5):429.

Geeignete Nahrungsergänzungsmittel

Tardy A-L et al.: Vitamins and Minerals for Energy, Fatigue and Cognition: A Narrative Review of the Biochemical and Clinical Evidence. Nutrients 2020; 12(1):228.
Bjørklund G et al.: Chronic fatigue syndrome (CFS): Suggestions for a nutritional treatment in the therapeutic approach. Biomed Pharmacother 2019; 109:1000-1007.
Jonkees BK et al.: Effect of tyrosine supplementation on clinical and healthy populations under stress or cognitive demands – A review. J Psychiatr Res 2015; 70:50-57.
Castro-Portuguez R, Sutphin GL: Kynurenine pathway, NAD+ synthesis, and mitochondrial function: Targeting tryptophan metabolism to promote longevity and healthspan. Exp Gerontol 2020; 132:110841.

Mikronährstoff-Fahrplan für Ihre Hormonbalance

Schübel J: Latente Hypothyreose des Erwachsenen. Dtsch Arztebl Int 2017; 114:430-438.
Allelein S, Feldkamp J, Schott M: Autoimmune diseases of the thyroid gland. Internist (Berl) 2017; 58(1):47-58.

Chaker L et al.: Hypothyroidism. Lancet 2017; 390(10101):1550-1562.

Knezevic L et al.: Thyroid-Gut-Axis: How Does the Microbiota Influence Thyroid Function? Nutrients 2020; 12(6):1769.

Jonklaas J et al.: Guidelines for the Treatment of Hypothyroidism: Prepared by the American Thyroid Association Task Force on Thyroid Hormone Replacement. Thyroid 2014; 24(12):1670-1751.

Lomer MCE: Review article: the aetiology, diagnosis, mechanisms and clinical evidence for food intolerance. Aliment Pharmacol Ther 2015; 41(3):262-275.

Ihnatowicz P et al.: The importance of nutritional factors and dietary management of Hashimoto's thyroiditis. Ann Agric Environ Med 2020; 27(2):184-193.

Gibson PR, Shepherd SJ et al.: Evidence-based dietary management of functional gastrointestinal symptoms: The FODMAP approach. J Gastroenterol Hepatol 2010; 25(2):252-258.

Hollywood JB et al.: The Effects of the Paleo Diet on Autoimmune Thyroid Disease: A Mixed Methods Review. J Am Nutr Assoc 2023; DOI: 10.1080/27697061.2022.2159570.

Fasano A, Shea-Donohue T: Mechanisms of disease: the role of intestinal barrier function in the pathogenesis of gastrointestinal autoimmune diseases. Nat Clin Pract Gastroenterol Hepatol 2005; 2(9):416-422.

Cryan JF, Dinan TG: Mind-altering microorganisms: the impact of the gut microbiota on brain and behaviour. Nat Rev Neurosci 2012; 13(10):701-712.

Suskind DL et al.: Clinical and Fecal Microbial Changes With Diet Therapy in Active Inflammatory Bowel Disease. J Clin Gastroenterol 2018; 52(2):155-163.

Geeignete Nahrungsergänzungsmittel

Guth S et al.: Very high prevalence of thyroid nodules detected by high frequency (13 MHz) ultrasound examination. European Journal of Clinical Investigation 2009; 39(8):699-706.

Ventura M, Melo M, Carrilho F: Selenium and Thyroid Disease: From Pathophysiology to Treatment. Int J Endocrinol 2017;2017:1297658.

Gärtner R et al.: Selenium supplementation in patients with autoimmune thyroiditis decreases thyroid peroxidase antibodies concentrations. J Clin Endocrinol Metab 2002; 87(4):1687-1691.

Wichmann J et al.: Selenium Supplementation Significantly Reduces Thyroid Autoantibody Levels in Patients with Chronic Autoimmune Thyroiditis: A Systematic Review and Meta-Analysis. Thyroid 2016; 26(12):1681-1692.

Štefanić M, Tokić S: Serum 25-hydoxyvitamin D concentrations in relation to Hashimoto›s thyroiditis: a systematic review, meta-analysis and meta-regression of observational studies. Eur J Nutr 2020; 59(3):859-872.
Wang S et al.: The effect of vitamin D supplementation on thyroid autoantibody levels in the treatment of autoimmune thyroiditis: a systematic review and a meta-analysis. Endocrine 2018; 59(3):499-505.
Ihnatowicz P et al.: The importance of nutritional factors and dietary management of Hashimoto's thyroiditis. Annals of Agricultural and Environmental Medicine 2020; 27(2):184-193.
Khatiwada S et al.: Association between iron status and thyroid function in Nepalese children. Thyroid Res 2016; 9:2.

Mikronährstoff-Fahrplan bei stillen Entzündungen

Kawai T, Autieri MV, Scalia R: Adipose tissue inflammation and metabolic dysfunction in obesity. Am J Physiol Cell Physiol 2021; 320(3):C375-C391.
Bastos FN et al.: Effects of cold water immersion and active recovery on post-exercise heart rate variability. Int J Sports Med 2012; 33(11):873-879.
Stier-Jarmer M et al.: Effekte der Kneipp-Therapie: Ein systematischer Review der aktuellen wissenschaftlichen Erkenntnisse (2000-2019). Complement Med Res 2021; 28(2):146-159.
Hoekstra SP, Bishop NC, Leicht CA: Elevating body termperature to reduce low-grade inflammation: a welcome strategy for those unable to exercise? Exerc Immunol Rev 2020; 26:42-55.
Kunutsor SK, Laukkanen JA: Does the Combination of Finnish Sauna Bathing and Other Lifestyle Factors Confer Additional Health Benefits? A Review of the Evidence. Mayo Clin Proc 2023; 98(6):915-926.
Watzl B: Einfluss sekundärer Pflanzenstoffe auf die Gesundheit. In: Deutsche Gesellschaft für Ernährung e. V. (Hrsg.): Ernährungsbericht Bonn (2008):335-379
Watzl B: Einfluss sekundärer Pflanzenstoffe auf die Gesundheit. In: Deutsche Gesellschaft für Ernährung e. V. (Hrsg.): 12. Ernährungsbericht Bonn (2012):355-374.
Calabrese EJ, Kozumbo WJ: The phytoprotective agent sulforaphane prevents inflammatory degenerative diseases and age-related pathologies via Nrf2-mediated hormesis. Pharmacol Res 2021; 163:105283.

Geeignete Nahrungsergänzungsmittel

Shahidi F, Ambigaipalan P: Omega-3 Polyunsaturated Fatty Acids and Their Health Benefits. Annu Rev Food Sci Technol 2018; 9:345-381.
Soricce A et al.: Ascorbic acid: its role in immune system and chronic inflammation diseases. Mini Rev Med Chem 2014; 14(5):444-452.

Bibliografische Information der Deutschen Nationalbibliothek
Die Deutsche Nationalbibliothek verzeichnet diese Publikation in der deutschen Nationalbibliografie; detaillierte bibliografische Daten sind im Internet über http://dnb.ddb.de/ abrufbar.

ISBN 978-3-8426-3172-4 (Print)
ISBN 978-3-8426-3173-1 (PDF)
ISBN 978-3-8426-3174-8 (EPUB)

Abbildungen:
Titelmotiv: shutterstock/zabavina, Julia Bessonova

2. Auflage

© 2025 humboldt
Die Ratgebermarke der Schlütersche Fachmedien GmbH
Hans-Böckler-Allee 7, 30173 Hannover
www.humboldt.de
www.schluetersche.de

Aus Gründen der besseren Lesbarkeit wurde in diesem Buch teilweise die männliche Form gewählt, nichtsdestoweniger beziehen sich Personenbezeichnungen gleichermaßen auf Angehörige des männlichen und weiblichen Geschlechts sowie auf Menschen, die sich keinem Geschlecht zugehörig fühlen.
Autorin und Verlag haben dieses Buch sorgfältig erstellt und geprüft. Für eventuelle Fehler kann dennoch keine Gewähr übernommen werden.
Weder die Autorin noch der Verlag können für eventuelle Nachteile oder Schäden, die aus in diesem Buch vorgestellten Erfahrungen, Meinungen, Studien, Therapien, Methoden und praktischen Hinweisen resultieren, eine Haftung übernehmen.
Insgesamt bieten alle vorgestellten Inhalte und Anregungen keinen Ersatz für eine medizinische und/oder individuelle ernährungstherapeutische Beratung, Betreuung und Behandlung.
Etwaige geschützte Warennamen (Warenzeichen) werden nicht besonders kenntlich gemacht. Daraus kann nicht geschlossen werden, dass es sich um freie Warennamen handelt.
Alle Rechte vorbehalten. Das Werk ist urheberrechtlich geschützt. Jede Verwertung außerhalb der gesetzlich geregelten Fälle muss vom Verlag schriftlich genehmigt werden.

Lektorat: Pepe Peschel, die redaktion für medienkommunikation, München
Layout: Groothuis, Lohfert, Consorten, Hamburg
Covergestaltung: ZERO Werbeagentur, München
Satz: Die Feder · Werbeagentur GmbH, Wetzlar
Druck und Bindung: Gutenberg Beuys Feindruckerei GmbH, Langenhagen

Gedruckt mit mineralölfrei hergestellten Druckfarben und Strom aus erneuerbaren Energien. Die eingesetzten Klebe- und Bindestoffe entsprechen den derzeitigen Umweltstandards, die vom RAL Institut für Gütesicherung und Kennzeichnung geprüft wurden. Die Druckplattenentwicklung erfolgte mit reduziertem Einsatz von Chemikalien.